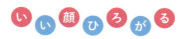

医療的ケア児
ケアポケットブック

編集 仁宮真紀
　　 鈴木千琴

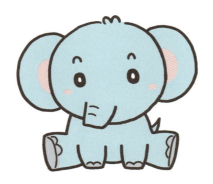

へるす出版

は じ め に

　人工呼吸器や胃ろうなど，生命活動を維持していくためのさまざまな医療デバイスを使用しながら成長・発達していくこどもたちが増えています。このようなこどもたちは，医療的ケア児と呼ばれており，医療的ケア児のうちの6割は重症心身障害児といわれています[1]。医療的ケア児や重症心身障害児（以下，こども）は，一人ひとりの障害像が複雑であるがゆえに，ケアの個別性がとても高く，こどもに合ったケアを確立するまでに多くの時間を要することもあります。

　こどもたちは，地域の保育所，幼稚園，こども園，小・中学校，高等学校，児童発達支援，放課後等デイサービスなどさまざまな場所で生活し，教育を受けたり，遊んだり，休息したりして過ごしています。その場では，看護師，セラピスト，保育士，児童支援員，介護福祉士，学校教員，介助員，ホームヘルパー，ボランティアなど，多くの支援者がこどもたちの支援を行っています。さらに，ユニバーサルデザインの普及などによって自宅や施設内にとどまらず，外出や旅行，宿泊を伴う学校行事など，外の世界においてもこどもたちを支える支援の輪が広がっています。

　本書は，在宅（地域）や医療機関，療育施設など，それぞれの場所で暮らしているこどもに初めてかかわる，もしくは，これからかかわろうとしている看護師，保育士，介護福祉士，学校教員や介助員，看護学生の皆さんがケアをするときに，とくに手にとってほしいと思っています。こどもに初めてかかわる皆さんがきっと抱くであろう「この子ってどんな子なんだろう？」「どんな風にかかわればいいのだろう？」「どのようなことに気をつけてケアを行えばいいのだろう？」などの疑問に対して，それらを理解してケアに役立つための要点をギュッとコンパクトにまとめました。

　こどもたちとかかわっているなかで，困ったときや疑問がわいてきたときに，本書をパッと見ることで，読者の皆さんがこどもの全体像を理解して，一人ひとりのこどもがいい顔になるためのケアを行える一助となればと願っています。

〈 文 献 〉
1) 田村正徳，他：医療的ケア児に関する実態調査と医療・福祉・保健・教育等の連携促進に関する研究；厚生労働科学研究費補助金 障害者政策総合研究事業（身体・知的等障害分野）平成28〜30年度総合研究報告書，2019.

2024年10月
仁宮真紀
鈴木千琴

本書の使い方

表記について

★ 医療的ケア児と重症心身障害児に共通する内容は,「こども」と表記しています。
★ 医療的ケア児に特化した内容では「医療的ケア児」,重症心身障害児に特化した内容では「重症児」と表記しています。

構成について

本書は,①こどもを知ろう,②重症心身障害児の特徴,③症状別ケアのポイント,④看護ケアのポイント,⑤コミュニケーションと遊び,の5つの章に分かれています。それぞれの章は,以下を目的として書かれています。

① 医療的ケア児と重症心身障害児が育つ世界を知る
② 重症心身障害児を理解するための基本的な知識を得る
③ 医療的ケア児と重症心身障害児によくみられる症状に対するケアを理解する
④ 医療的ケア児と重症心身障害児に効果的な看護ケアを理解する
⑤ コミュニケーションの方法と遊び方のバリエーションを知る

読者の皆さんのなかには,医療的ケア児や重症心身障害児に初めてかかわる方もいるでしょう。こどもの症状に困った方もいるでしょう。そんな時ときこそ,ポケットから本書を出してみてください！

医療的ケア児とは,どういうこどもたちなの？

↳ ★ I 章「こどもを知ろう」をチェック！

嘔吐しちゃった！ 原因は何？
どうすればいいの？

★ III 章「症状別ケアのポイント」(嘔吐)をチェック！
★ IV 章「看護ケアのポイント」(窒息)をチェック！

重症心身障害のこどもが楽しめる環境は
どうやってつくればいいの？

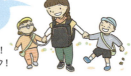

★ II 章「重症心身障害児の特徴」をチェック！
★ V 章「コミュニケーションと遊び」をチェック！

編　集

仁宮　真紀　済生会横浜市東部病院
　　　　　　　小児プライマリケア認定看護師教育課程

鈴木　千琴　済生会横浜市東部病院
　　　　　　　小児プライマリケア認定看護師教育課程

編集協力

小林　瑞穂　訪問看護ステーション ダイジョブ

執筆者一覧

矢澤　博美	
市原　真穂	千葉県立保健医療大学看護学科　＊1
仁宮　真紀	済生会横浜市東部病院 小児プライマリケア認定看護師教育課程　＊1
山﨑　麻朱	千葉県こども病院看護局　＊1
石浦　光世	関西医科大学看護学部　＊1
河俣あゆみ	三重大学医学部附属病院小児・AYAがんトータルケアセンター　＊1
熊谷　智子	医療法人社団思葉会 MEIN HAUS　＊1
浜根　舞	聖マリアンナ医科大学病院看護部　＊3
髙松いと子	徳島県医療的ケア児等支援センター　＊1
上野　麻衣	順天堂大学医学部附属練馬病院看護部　＊1
馬場　恵子	滋賀県立小児保健医療センター看護部　＊1, ＊2
間瀬　瞳	滋賀県立小児保健医療センター看護部　＊1
大沼　仁子	国立成育医療研究センター看護部　＊1
小江　寛子	国立成育医療研究センター看護部　＊1
鈴木　千琴	済生会横浜市東部病院 小児プライマリケア認定看護師教育課程　＊1
佐々木綾子	東京女子医科大学八千代医療センター看護部　＊3
保刈　伸代	東邦大学医療センター大森病院看護部　＊2
西田　幹子	東京都立小児総合医療センター看護部　＊1
藤井　恵未	心身障害児総合医療療育センター看護指導部
中野絵里子	東京都立東部療育センター療育部　＊2

髙　真喜	浜松市医療的ケア児等相談支援センター	*1
青木ゆかり	千葉県千葉リハビリテーションセンター看護局，児童発達支援センター／放課後等デイサービス アースウェル	*2
菅野　隼人	昭和大学江東豊洲病院こどもセンター	*3
玉木　絢子	日本赤十字社医療センター看護部	*1
丸山　浩枝	神戸市立医療センター中央市民病院看護部	*1
古賀　将平	神戸市立医療センター中央市民病院看護部	*1
伊藤　由香	みちのく療育園メディカルセンター看護部	*1
中嶽　直美	東京都医療的ケア児支援センター	*3
大島　誠	総合病院国保旭中央病院看護局	*1，*2
中澤　淳子	湘南藤沢徳洲会病院看護部	*1
永吉かおる	湘南藤沢徳洲会病院看護部	*1
星野　英子	心身障害児総合医療療育センターリハビリテーション室	
齋藤　裕子	心身障害児総合医療療育センターリハビリテーション室	
細田　三奈	訪問看護ステーションしぇあーど	*1
加藤さくら	一般社団法人 mogmog engine	
鈴木　恵	一般社団法人 Kukuru	
柄田　毅	文京学院大学人間学部	
鈴木　由貴	順天堂大学医療看護学部	*1
塚原　美穂	佐久大学看護学部	
宇都山奈保	済生会横浜市東部病院看護部	*3

*1　小児看護専門看護師
*2　認定看護師
*3　小児プライマリケア認定看護師

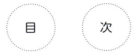

わたしたち，こんな風に暮らしています　矢澤博美

I章　こどもを知ろう　①

1. ICFと6F-Words〈市原真穂，仁宮真紀〉……… 2
2. 医療的ケアとは〈山﨑麻朱〉……… 6

II章　重症心身障害児の特徴　⑨

1. からだ，こころ，生活への影響〈石浦光世〉……… 10
2. こどものサイン〈河俣あゆみ〉……… 12
3. バイタルサイン測定〈熊谷智子〉……… 14
4. 身体計測〈熊谷智子〉……… 16

III章　症状別ケアのポイント　⑲

―――― 呼吸器系 ――――

1. 呼吸障害〈浜根　舞〉……… 20
2. 痰の性状異常〈浜根　舞〉……… 24

中枢神経系

1. **てんかん発作，重積発作** 〈髙松いと子〉 …… 27
2. **V-Pシャントの異常** 〈上野麻衣〉 …… 31
3. **筋緊張の異常亢進** 〈仁宮真紀〉 …… 34
4. **体温異常** 〈馬場恵子〉 …… 38
5. **不眠，不穏** 〈間瀬 瞳〉 …… 41

内分泌系

1. **月経異常** 〈大沼仁子〉 …… 44
2. **思春期早発症** 〈小江寛子〉 …… 46
3. **甲状腺機能異常** 〈小江寛子〉 …… 48
4. **成長ホルモン異常** 〈小江寛子〉 …… 50

消化器系

1. **嘔 吐** 〈鈴木千琴〉 …… 52
2. **下 痢** 〈鈴木千琴〉 …… 55
3. **便 秘** 〈鈴木千琴〉 …… 58
4. **低血糖** 〈鈴木千琴〉 …… 61
5. **ダンピング** 〈佐々木綾子〉 …… 64
6. **胃食道逆流症** 〈佐々木綾子〉 …… 66

皮膚・泌尿器系

1. **皮膚トラブル** 〈保刈伸代〉 …… 69
2. **脱 水** 〈西田幹子〉 …… 75
3. **無尿・乏尿** 〈西田幹子〉 …… 78

運動器系

1. **骨折・骨粗鬆症** 〈藤井恵未〉 …… 82
2. **側彎・変形・拘縮** 〈大沼仁子〉 …… 86

IV章　看護ケアのポイント　89

呼　吸

1 **人工呼吸器，排痰補助装置** 〈中野絵里子〉 90
2 **酸素療法** 〈中野絵里子〉 95
3 **気管カニューレ** 〈髙　真喜〉 98
4 **吸　入** 〈髙　真喜〉 103
5 **吸　引** 〈髙　真喜〉 106

食事・栄養・排泄

1 **摂食介助・口腔ケア** 〈青木ゆかり〉 110
2 **胃ろう，腸ろう，経鼻経管栄養** 〈菅野隼人〉 114
3 **IVH** 〈玉木絢子〉 117
4 **排泄ケア** 〈丸山浩枝，古賀将平〉 120

与　薬

1 **内服薬・坐薬** 〈伊藤由香〉 124
2 **末梢静脈持続点滴** 〈伊藤由香〉 126
3 **ボツリヌス療法，バクロフェン髄注療法** 〈伊藤由香〉 128

急変時の対応

1 **窒　息** 〈中嶽直美〉 130
2 **デバイスの抜去(経管栄養チューブ，胃ろう)** 〈中嶽直美〉 133
3 **デバイスの抜去(気管カニューレ)** 〈中嶽直美〉 136
4 **バッグ・バルブ・マスク，ジャクソンリース回路** 〈大島　誠〉 139

x

清潔・休息

1. **清潔ケア**〈仁宮真紀〉…………… 144
2. **入眠ケア**〈中澤淳子，永吉かおる〉…………… 148

姿勢・装具

1. **ポジショニング**〈星野英子〉…………… 152
2. **装具療法**〈齋藤裕子〉…………… 158

生活の工夫

1. **おうちの工夫**〈細田三奈〉…………… 162
2. **食べるの工夫**〈加藤さくら〉…………… 168
3. **お風呂の工夫**〈鈴木　恵〉…………… 172
4. **お出かけの工夫**〈鈴木　恵〉…………… 176
5. **トイレットトレーニングの工夫**〈鈴木千琴〉…………… 182

V章　コミュニケーションと遊び　185

1. **コミュニケーション支援**〈柄田　毅〉…………… 186
2. **IT機器の活用**〈柄田　毅〉…………… 192
3. **遊びの工夫**〈鈴木由貴〉…………… 196

付録　199

1. 生活を支えるサポート体制〈塚原美穂〉…………… 200
2. 動ける医療的ケア児のケアの工夫〈宇都山奈保〉…………… 204

索引…………… 206

わたしたち,
こんな風に暮らしています

　わが家の長女・佑奈（ゆうな）（11歳）は，重症心身障害児。自分でからだを動かしたり，話したりすることがほぼできません。でも話しかけると，声がするほうに目を向けたり，まばたきをしたりして応えてくれます。不快なときは眉間にしわを寄せるか舌をベッと上に丸め，温かいお風呂に入ったり，からだをほぐしたりして，心地よいときは表情がほわ～んと和らぎます。

娘の生い立ち

　娘は出生後まもなく，先天性の難病（アイカルディ症候群）であると判明。主治医からは，「今のところ根本的な治療法はなく，予後もわかりません」と伝えられました。そのときは「わからないということは，歩いたり喋ったりする可能性もゼロではないってこと？」と希望をもちましたが，その後，両目とも見えないとわかり，「どうやって育てていけばいいのか…」と，途方に暮れました。ヘレン・ケラーの本を読んで勇気づけられたりしながらも，希望と絶望の間を行ったり来たり。そんなとき，病気がわかる前も後も変わらず，ただひたすらに生きている可愛い娘の姿を見るたびに「今できることを精一杯やろう」と思い直し，徐々に気持ちが落ち着いていきました。

医療的ケアと在宅生活

　生後3カ月ごろから，経鼻チューブを使った経管栄養をスタート（その後，5歳で胃ろうを造設）。生後8カ月でRSウイルスに罹患したことで気管切開をし，人工呼吸器を使用することに。はじめは，「喉に穴があいている」と思うと抱っこすることも怖く，吸引やカニューレ交換をするたびに背筋がゾクッとしていました。入院中になんとか一通り医療的ケアの手技を習い，1歳半ごろで退院。家で一緒に暮らせる喜びとともに，「何かあったら…」と緊張の日々。今でも毎朝，娘のからだに触れ，温かさを確認するとホッとします。そんななか，娘の体調や成長を一緒に見てくれる訪問看護師の存在や，心身の休息を取るための短期入所施設の存在は心強いです。

地域のなかで

　2歳ごろ，児童発達支援施設への通所をスタート。「障害のあるわが子は，世の中に受け入れてもらえるのだろうか」という不安は，娘をわが子のように

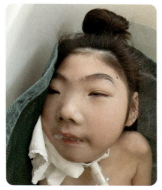
リフトを使って入浴

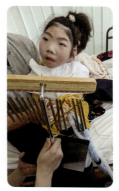
放課後等デイサービスにて

娘の医療的ケアのタイムスケジュール

6時	導尿,定時薬と栄養剤注入
10時	水分注入
12時	導尿,栄養剤注入
16時	水分注入
18時	導尿,定時薬と栄養剤注入
21時	水分注入
23時	導尿,栄養剤注入

その他,適宜,吸引(気管切開部,口鼻),浣腸,人工呼吸管理を行う

可愛がってくださるスタッフさんたちの姿を見て払拭されました。また学校では,本人の意思を大切にしながら,成長を促すさまざまな学習をしてくださいます。休日には夫と息子,私の共通の趣味であるサーフィンに娘も一緒に出かけたり,障害がある子と家族の外出をサポートしてくれる団体の登山イベントに参加したりします。

　娘が初めて体験することは,どんな反応をするかを楽しみ,「一生笑わないだろう」と思っていた娘が,ふとした瞬間ニコニコする姿を喜ぶ。かかわってくださるいろんな方々のおかげで,娘は豊かに暮らしています。

I章

こどもを知ろう

1 ICFと6F-Words

障害があるこどものケアニーズをとらえるICF

1 ICFとは

ICF（国際生活機能分類）[1]は，WHOが示した障害をとらえなおす枠組みである。ICFにはその前身となる国際障害分類（ICIDH）があり，生活を送るうえで障害となる状態として機能障害（生命レベル），活動制限（生活レベル），参加制約（人生レベル）の3つのレベルがあることが示された（図1）。しかし，この考え方は，矢印が一方向的，環境との相互作用の視点が入っていない，障害のある人自身の意見が考慮されていないことなどに対して誤解と批判を受けた。

これらを踏まえてICIDHは全面改訂され，ICFが作成された（図2）。人が生きていくためには，心身がよりよく機能すること，日常生活活動ができること，社会の一員となることの3つが必要である。ICFではこれらを「生活機能」と定義し，「人が生きること」の全体像を示しており，QOLにはどれも欠かすことができない。障害は個人の努力や，医療の提供によって克服すべきものではない。

2 ICFの活用

ICFを用いることによって，治療などによる身体機能の改善のニーズはもちろんのこと，よりよい日常生活を送り，社会の一員としての役割を得ていくために必要なニーズをとらえることができる。加えて，生活機能には，個人の健康状態，好み，周囲の人々との関係，環境，家族状況が相互に影響し合うので，これらも枠組みに位置づけている。したがって，すべての要素を検討することによって質の高い生活を営むために必要なケア，支援，調整のニーズが抽出できる。

なお，小児期の成長・発達の特徴をふまえたものとして，ICF小児青少年版（ICH-Children & ICF-CY Youth Version）[2]がある。枠組みや分類構造，要素はICFと同じである。

ICFでこどもと家族を看ることの利点

看護師や医師，訓練士などの医療職は，生命レベルを優先してとらえ，治癒や改善を目標に置きやすい。一方，保育士，介護士などの福祉職や教育職は，社会の無理解や環境によって障害がつくり出されると考えるので，一人ひとりのこどもがありのままでいられる包摂的な社会づくりなどに着目しやすい（表1）。

本書の対象となるこどもは，濃厚な医療により命が守られているので，医学モデルが基となる医療と社会モデルが基となる暮らしを分けることはできない。にもかかわらず，医療と暮らしは分断しやすく，こどもと家族はその狭間に置かれやすい。ICFを用いると，この2つの考え方を統合してとらえることができる。多職種によるチームアプローチにおいても，各職種が担当すべきニーズおよびケアや，支援の具体

こどもを知ろう

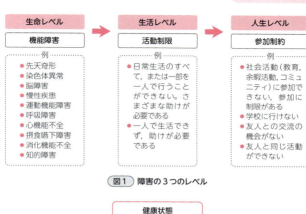

図1 障害の3つのレベル

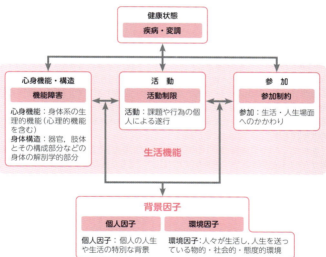

図2 国際生活機能分類（ICF）とその各要素

(ICF-CY：International Classification of Functioning, Disability and Health, version for Children and Youth. より一部改変)

表1 医学モデルと社会モデル

	医学モデル	社会モデル
障害のとらえ方	個人の問題	社会や環境によってつくられる問題
目標	治療による治癒 個人のよりよい適応と行動変更	よりよい社会環境

的な方向性や目標を定めやすい。

6F-Words

Rosenbaumら[3]は，前述したICF（国際生活機能分類）の各要素から，障害のあるこどものニーズをとらえることを目的として，「6F-Words」を提唱した。障害があるこどもへの支援方法や，支援者の態度や立ち位置を含めた「こどもへのかかわり方」を考えるとき，この6F-Wordsを用いると，「こどもが本当に必要としているものは何か」「支援者に求められる態度，そして，どのような支援を行うべきか」がみえてくるであろう。

6F-Words とは，Fitness（健康であること，適合していること），Functioning（遊びや課題を行うこと），Friendship（人との関係性を深めること），Fun（好きなこと，楽しいこと），Family（家族），Future（未来）の6つである。6F-Wordsが表すこどもの立場からの内容を図3に示す。

6F-Wordsに"Future"が入っている理由[4]

Rosenbaumら[3]は，「未来こそがこどもの成長・発達のすべてである」として，Future（未来）を6F-Wordsの最後に位置づけた。ICFの各要素をすべて包括する概念である。障害のあるこどもの場合，こども自身も家族も，成長・発達の過程において何かを期待するたびに落胆を味わう経験を積み重ねていることが多く，期待しないこと，すなわち未来を考えないことでつらさや悲しみを緩和する，姑息的な手段を身につけていることが多い。

私たち，こどもの支援者がICFを用いたケアを考えるときには，一つひとつの要素からこどもと家族のニーズを見出すとともに，こどもたちの成長・発達，未来にとって重要なことは何か，どのような未来を思い描いているのかということを尋ねながら，実現可能でこどもの挑戦を促すような未来を描きつつ，ケアを組み立てていくことがもっとも重要である。

〈文献〉

1）世界保健機関（WHO）：ICF国際生活機能分類；国際障害分類改定版．障害者福祉研究会．中央法規出版，2002.

2）厚生労働省大臣官房統計情報部・編：ICF-CY国際生活機能分類；小児・青少年に特有の心身機能・構造，活動等を包含．厚生統計協会，2010.

3）Rosenbaum P, et al：The 'F-Words' in childhood disability：I swear this is how we should think! Child Care Health Dev 38：457-463, 2012.

4）市原真穂：国際生活機能分類（ICF）で子どもを看る．小児看護 44：1722-1729, 2021.

こどもを知ろう **I**

身体機能と構造
(Body Structure and Function)

みんなが心身ともに健康でいる必要があるよ。気分もね
健康でいる方法を見つけることを手伝ってほしいんだよ

健康であること，適合していること
(Fitness)

役割を果たすこと，活動
(Activity)

わたしは大人が意図したことと違うことをするかもしれないけど，それをわたしなりに，やろうとすることはできるんだよ どうやるかは重要ではないんだ。どうか，わたしにチャレンジさせて！

遊びや課題を行うこと
(Functioning)

社会に参加すること
(Participation)

お友達がいることは大切だよ
どうかわたしに，お友達をつくるチャンスをつくってほしい！

人との関係性を深めること
(Friendship)

ICFと6F-Words

医療的ケアとは

環境的要因
(Environmental Factors)

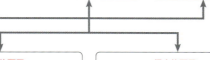

家族はわたしのことを一番よく知っているし，信頼しているよ
家族の言葉を聴いて。家族とよくお話ししてそして，家族のことを大切にしてほしい

家族
(Family)

個人的要因
(Personal Factors)

生きていることを思う存分楽しみたいよ！
わたしが一番楽しいと思う遊びや活動ができるように手伝ってほしい！

好きなこと，楽しいこと
(Fun)

未来（Future） →

わたしは毎日成長しているから，わたしが行きたい場に行けて，
そこで仲間に入れてもらえるような方法を見つけてほしい

図3　ICFの枠組みと6F-Words
それぞれの「F」に当てはまるICFの各要素を同じ枠内に示している
(Rosenbaum P, et al : The 'F-Words' in childhood disability : I swear this is how we should think! Child Care Health Dev 38 : 457-463, 2012. より作成)

2 医療的ケアとは

背景

「医療的ケア」とは，人工呼吸器による呼吸管理，喀痰吸引，その他の医療行為をいう[1]。医師や看護師などが行う医療行為とは異なり，指導を受けた家族などが居宅において実施する，日常生活に不可欠な生活援助を指す。

2021年9月，医療的ケア児及びその家族に対する支援に関する法律が施行された。保育所や学校などで医療的ケアが必要なこどもに対する適切な支援を行う責務が明記され，看護師以外の保育士や教員らが喀痰吸引などを実施することができるよう，必要な措置を講ずることが示された。

医療的ケアの実施

学校で教員などが行うことができる医療的ケアは，看護師などの免許を有しない者であっても，5つの特定行為（図1）に限り，研修を修了し都道府県知事に認定された場合には，「認定特定行為業務従事者」として，一定の条件のもとで制度上実施できることとなった[2]。

医療的ケアの実施の概要について，看護師が行うものを表1[3)-5]に，看護師以外が行うものを表2[2)-5]にまとめる。医療的ケアの実施は基本的に，①主治医による対象者の情報提供と指示書の作成，②保護者からの書面での同意，③対象者の健康状態などの把握，④指示書に基づいた個々の対象者の手順書や計画書の作成，⑤特定行為の実施，⑥実施報告書の作成，の流れによって行う。

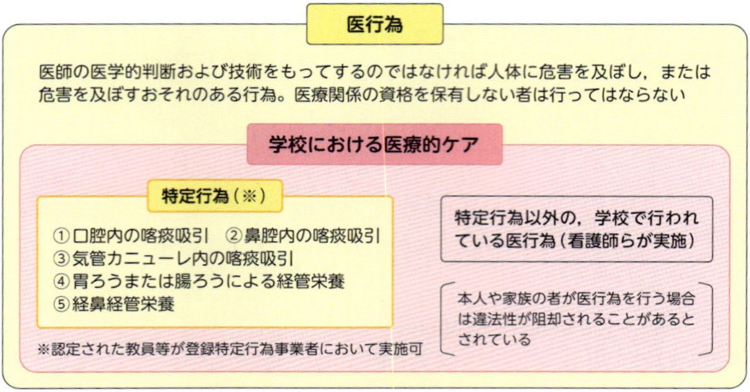

医行為

医師の医学的判断および技術をもってするのではなければ人体に危害を及ぼし，または危害を及ぼすおそれのある行為。医療関係の資格を保有しない者は行ってはならない

学校における医療的ケア

特定行為（※）

①口腔内の喀痰吸引　②鼻腔内の喀痰吸引
③気管カニューレ内の喀痰吸引
④胃ろうまたは腸ろうによる経管栄養
⑤経鼻経管栄養

※認定された教員等が登録特定行為事業者において実施可

特定行為以外の，学校で行われている医行為（看護師らが実施）

本人や家族の者が医行為を行う場合は違法性が阻却されることがあるとされている

図1　学校で教員らが行うことができる医療的ケア

（文部科学省：学校における医療的ケアへの対応について．https://www.mext.go.jp/component/a_menu/education/micro_detail/__icsFiles/afieldfile/2018/01/22/1399834_001.pdfより改変）

こどもを知ろう **I**

表1 看護師が行う医療的ケアの実施

医療的ケア	人工呼吸器による呼吸管理，気管切開部の管理，在宅酸素療法，喀痰吸引，経管栄養，中心静脈栄養，導尿，人工肛門の管理，血糖測定，インスリン注射，腹膜透析など
実施場所	居宅，保育所等，幼稚園，学校，障害者支援施設，児童発達支援，放課後等デイサービスなど ＊「医療的ケア児保育支援モデル事業」や「切れ目ない支援体制整備充実事業」により，保育所や学校において訪問看護師を活用することが可能となった
実施条件	● 主治医の文書による指示 ● 保育所や学校で実施する場合，施設の実施条件を満たすことが必要

（文献3〜5を参考に作成）

表2 看護師以外が行う医療的ケアの実施

特定行為	● 喀痰吸引（①口腔内，②鼻腔内，③気管カニューレ内） 　経管栄養（④胃ろうまたは腸ろう，⑤経鼻） ＊導尿の介助，人工肛門の管理については，医療行為にあたらない ＊上記以外の必要と認められた医行為は，医師の指示のもと，看護師が実施する			
実施場所	保育所等	幼稚園・学校	居宅	障害者支援施設，児童発達支援，放課後等デイサービスなど
実施者	保育士	教員，医療のケア専門員など	介護福祉士，介護職員など	介護福祉士，介護職員など
	＊保育所や学校では看護師が実施し，保育士や教員がバックアップをとることが多い。配置の看護師以外に，訪問看護師や巡回看護師による実施もある ＊本人および家族も実施することができる			
実施条件	〈実施者〉 ● 介護福祉士：実地研修を修了した者 ● 介護福祉士以外：登録研修機関において一定の研修を受け，認定証の交付を受けた者 〈登録事業者〉 ● 事業所ごとに登録事業者を届け出ること ● 医師や看護師などの医療関係者との連携体制があること ● ケアのマニュアルやガイドラインを整備していること ● 看護師などの適切な配置が行われていること			

（文献2〜5を参考に作成）

〈文献〉

1）厚生労働省：医療的ケア児及びその家族に対する支援に関する法律．https://www.mhlw.go.jp/content/000801675.pdf

2）厚生労働省：介護職員等によるたんの吸引等の実施のための制度について．https://www.mhlw.go.jp/content/000464962.pdf

3）文部科学省：学校における医療的ケアへの対応について．https://www.mext.go.jp/component/a_menu/education/micro_detail/__icsFiles/afieldfile/2018/01/22/1399834_001.pdf

4）厚生労働省：医療的ケア児保育支援事業【拡充】．https://www.mhlw.go.jp/content/12204500/000836263.pdf

5）文部科学省：小学校等における医療的ケア実施支援資料；医療的ケア児を安心・安全に受け入れるために．https://www.mext.go.jp/content/20220317-mxt_tokubetu01-000016489_1.pdf

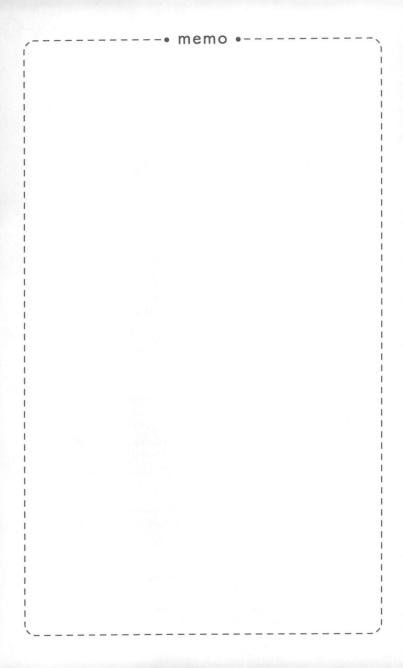

Ⅱ章

重症心身障害児の特徴

1 からだ, こころ, 生活への影響

病　態

　重症児の症状には, 原因疾患に伴うものだけではなく, てんかん発作や筋緊張の異常, 側彎や胸郭の変形, 呼吸障害, 摂食嚥下障害, 胃食道逆流などの消化器疾患, 栄養障害, 易感染性や睡眠, 体温調節, コミュニケーション障害など多岐にわたり, それぞれが相互に関連し, 時には悪循環を及ぼす関係となる。

　これらの症状の進行や機能の低下は, 小児期の発達に対応できなくなる場合, 人工呼吸器や胃ろうなどの医療的ケアを要する。一方で, 医療の進歩に伴い予後は改善してきているが, 重症児の人生全体という視点からとらえると, 成長・発達, 加齢, 寝たきり時間の長期化に伴い, 「悪性疾患など新たな疾患への罹患」「骨粗鬆症, 骨折」「予備能力の低下」「認知機能の低下」などにも視野を広げて考慮することが重要である。

主な症状とその影響

1 からだへの影響

　多くの重症児は, 呼吸障害を併発している。呼吸障害を起因として, さまざまな随伴症状が引き起こされ, からだとこころ, 生活に影響を及ぼすこともある(図1)。呼吸障害は摂食嚥下障害, 胃食道逆流, 易感染性などにも影響を与える。

　摂食嚥下障害は多くの重症児にみられ, 分泌物の貯留や嚥下反射, 咳嗽反射の低下によって安全な嚥下が困難になり, 筋緊張の異常や不安定な呼吸状態, さらには加齢による筋力低下も伴って誤嚥のリスクがある。胃食道逆流は側彎など身体変形も影響を及ぼし, 症状が悪化していくと食道炎, 食道狭窄, 食道裂孔ヘルニアを認める。とくに胃酸が気管に逆流することで, 化学性の誤嚥性肺炎が生じることによって呼吸障害となる。摂食嚥下障害による必要エネルギーや微量栄養素の摂取不足は, 栄養障害や貧血を招き, 低栄養状態による免疫能低下から易感染性が高まる。

　これらの要因から起こる呼吸障害が進行すると呼吸不全となり, 呼吸中枢の反応性も低下する。さらには肺循環の障害により肺動脈圧の亢進が生じ, 右心室が肥大する肺性心・心不全といった循環動態にも影響するようになる。

2 こころと生活への影響

　呼吸障害の悪化による誤嚥性肺炎や気道感染症の反復は入退院の繰り返しや長期化を招き, 重症児の遊びや教育など社会活動への参加の制限, 不眠などによる生活の質の低下や生活リズムのバランスを保ちにくいという弊害も生じる。このことが重症児の精神活動を阻害し, 心理的ストレスから筋緊張の異常や呼吸障害の悪化などへとつながり, 悪循環に陥る可能性もある。

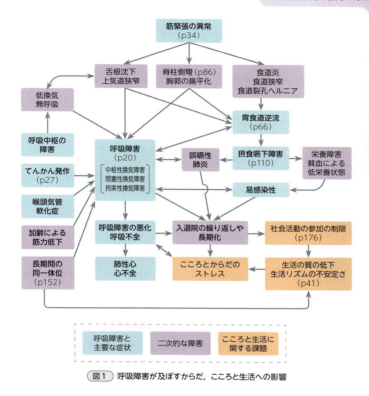

図1 呼吸障害が及ぼすからだ，こころと生活への影響

　これらの症状や状態はこどもに少なからずの苦痛，もしくは耐えがたい苦痛を与えかねない。苦痛や痛みは，こどもの健やかな成長・発達や，こころの安寧を脅かす。また，こども一人ひとり苦痛や痛みのサインの表出方法が異なり，うまく表出できないこどももいる。そのため，ケア提供者はこどもの痛みや苦痛をキャッチすることにしっかりとアンテナを張り，その子ならではのサインを読み取る方法を見つけ出し，かつ，ケア提供者同士で共有することが重要である。

　こどもに生じた1つの症状はからだやこころ，そして社会活動に影響を及ぼしている（図1）。したがって，重症児になんらかの症状が出現した場合は，その症状のみではなく，こどものからだ，こころ，生活への影響を見据えたケアが重要である。重症児は，心身ともに成長・発達過程にあるため，症状は個別性が高く経年的に出現し変化する。そのことに留意し，症状への理解，変化への対応に努める必要がある。

2 こどものサイン

　コミュニケーションとは「情報伝達」だけにとどまらず，「意思の疎通」「こころや気持ちの通い合い」「互いに理解し合う」など相互関係のうえで成り立つ。コミュニケーションには言語的コミュニケーションと非言語的コミュニケーションがあり，非言語的コミュニケーションでは，声の大きさや速さ，トーン，強さ，口調などの聴覚情報や，相手の身振り，しぐさ，表情，視線といった視覚情報が交わされる。また"サイン"とは，送り手の合図を受け手が合図だと認知することで初めてとらえることができる。

　新生児はコミュニケーションに必要な社会的能力をもって生まれてくる。泣いて欲求を訴え，それに反応した親を五感で感じ，快・不快の状態を音声や表情で訴えることができる。やがて他者の身振りや言動によって意図がわかるようになり，こども自身の意図も明瞭になっていく。言語の発達と情緒の発達はさまざまな他者とのかかわりのなかで育まれる。

重症心身障害児の特徴

　重症児の場合，運動発達や認知発達の遅れから言語的に快・不快や感情を表出することが難しい場合が多い。また，他者とのかかわりが制限されることで，コミュニケーションに関する力の発達にも影響を受けやすい。非言語的にも身振りやしぐさ，明確な表情や声などを使って表現することが難しく，重症児のサインや示したサインの意味をとらえることが困難な場合がある。重症児にかかわる者は，こどもが示すサインを受け取る担い手であると同時に，こどものサインを表出する力を引き出す重要な役割がある。

重症心身障害児が示すサイン

　重症児が示す"サイン"とは，こどもが他者に知らせるという意図性をもたなくても，生理学的変化も含め，快・不快を示す身振りや合図として他者が受け止めたものである。

　身振りやしぐさ，明確な表情や声などを使って表現することが難しいこどもであっても，その子なりのサインの表出があり，サインの受け手が"何かを伝えようとしているのでないか"と推測しながら，どのような場面や状況でサインの表出があるかをとらえようと意識することが重要となる。

　親がとらえるこどものサインの例を表1に示す。

コミュニケーションを育む支援

　生活を共にする家族や，こどもが長時間過ごす学校や施設でこどもにかかわる支援者は，こどもの示すサインを手がかりに，こどもの視覚・聴覚・触覚などの感

重症心身障害児の特徴　**II**

表1　親がとらえる重症心身障害児が表出するサインの例

項目	内　容	項目	内　容
声	● 優しい声 ● 大きな声 ● おしゃべりしているような声 ● 甘えるような声 ● 呼んでいるような声	体全体	● 体を左右に振る，首を振る ● 体をくねらせる ● 体を反らせる ● 体全体を緊張させる
泣く	● 涙を流す ● 甘えるように泣く ● 大声で泣く ● わめく ● 金切り声を出す ● ずっと泣く ● 甲高く泣く	生理学的変化	● 呼吸が穏やか ● 呼吸が促迫 ● 呼吸がいつもと違う ● 痰が増える ● 脈拍・呼吸数の増加 ● 体温上昇
表情	● 穏やか ● 優しい表情 ● 楽しそう ● 苦しそう ● にらむ ● 口をあける ● 目を大きく開く ● 目がさえない ● 眉間に皺をよせる	社会性	● 抱っこしてほしがる ● 満足できない様子 ● 抵抗したがる ● 触るのをいやがる ● 無関心である ● 遊びに興味を示さない
四肢の動き	● 手を出す・伸ばす・振る・たたく ● 手足の不随意運動 ● そばにあるものをたたく ● 手足の力が抜ける ● 足をこする ● 足をパタパタする ● 手足を緊張させる ● 足を蹴りだす，足を上げる	個人特有の動き	● 自傷行為 ● 皮膚の紅潮 ● いつもよりよく寝る ● いつもより過敏である ● 流涎が増える

（河俣あゆみ：重症心身障害児の苦痛や痛みに関する倫理的判断；不快症状の読み取りとケア．小児看護 42:589-595，2019．より一部改変）

覚を組み合わせながら「伝える」工夫とともに，こどもが表現する動きやわずかな変化をとらえ，その意味を読み取り対応することを繰り返すことで，こども自身が応答する力を発達できるように支援することが重要である．それはまさに，こどもと親との相互作用のなかで育まれる．

　そのため，親がサインをとらえるための支援では，まずこどもがサインを示し，親がこどものサインに気づくように働きかけることが必要である．親がこどものサインに反応してケアを試みることを助け，さらに親が試みたケアにこどもが反応を示していることを共有したり承認したりすることで，相互作用が促進されるように支援することが重要である．

3 バイタルサイン測定

　重症児のバイタルサインは，一人ひとりの身体機能の特徴によって個人差が大きく，発達段階別の基準値と異なる場合も多い。それぞれのこどもの「いつものバイタルサインの値と変動の範囲」を把握し，表情や動きなど「いつもとの違い」にも注意する[1]。正しく測定することは，そのこどもなりのサインを支援者がとらえ，ニーズに応えられるチャンスといえる。

　リラックスした安静時に，刺激の少ない視診から始める。呼吸，脈拍，体温，血圧の順番に測定し，心地よい声かけやタッチングを取り入れる。

体　温

　腋窩検温が一般的である。麻痺や脱臼がある場合，健側で測定する。不随意運動で静止が難しい場合や，関節拘縮により体温計が密着しにくい場合では，非接触型体温計を用いる方法がある。測定部位やタイミングなど基本の測定方法を決めておくとよい。重症児は体温調節機能が未熟なことが多く，日内変動や季節による変動，環境温や同一体位，筋緊張による変動が生じやすい。こどもに触れたときの温感や顔色，覚醒度，脈拍の変化，体温異常が起こりやすい原因などを参考に追加の測定を適宜行い，体温を適切に保つ。

呼　吸

　視診と聴診で観察する。重症児は呼吸中枢の障害，側彎や胸郭の変形，誤嚥のリスクなどが影響し，呼吸障害を起こしやすい。はじめにパッと見て，苦しそうな呼吸がないか，顔色や口唇色の悪化はないかを観察する。普段から呼吸数や呼吸音，呼吸の深さ，左右差の有無を観察していると，変化に早く気づきやすい。痰が多いときは，胸に手を当てると振動が響く感覚でわかることもある。一人ひとりの呼吸状態悪化時のサインとケアを事前に確認しておくことも有効である。

脈　拍

　触診・聴診や酸素飽和度モニターを用いて測定する。循環器系の疾患がある場合，心音を聴取し不整脈の有無を確認する。重症児の脈拍は，体温や呼吸状態，筋緊張，睡眠の深さと連動しやすく，脱水や快・不快の表出，活動のタイミング，薬剤の作用などが影響する。ほかのバイタルサインと併せてアセスメントし，変動の原因や緊急性を判断する。

【聴診を行ううえでの注意点】
- 「胸の音を聴かせてね」などわかりやすい声かけをしてから，やさしく触れる（図1）。
- 手や聴診器など，こどもに触れる部分は温めておき，こどもにそっと触れる。

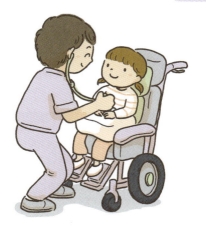

図1 聴診ではわかりやすい声かけをして，やさしく触れる

- 聴診器で心拍を聴取する場合は，心尖部に当てる。
- 呼吸音と併せて観察する。

酸素飽和度

酸素飽和度モニターを用いて測定する。手足の循環不良がある場合は温めて測定し，指先のサイズが小さい場合は，手や足の甲にプローブを巻いて測定する。不随意運動などで静止が難しい場合は，口唇色や呼吸などほかのバイタルサインを参考にする。

血　圧

循環器系の疾患や降圧薬の内服中など，血圧の変動に注意が必要な場合に測定することが多い。腕の拘縮が強く測定が難しい場合，下腿で測定する方法がある。変化を観察するには，測定部位やタイミングなど基本の測定方法を決めておくとよい。重症児は長期臥床により循環調整機能が低下しやすいため，体位変換はゆっくり行い，顔色や反応の変化時には低血圧を疑い測定する。

そのこどもの「いつもの値」や，注意すべき変化を関係機関で共有し，こどものわずかなサインにも気づけるようにする。

〈文献〉

1) 市原真穂：バイタルサイン．倉田慶子，他編：ケアの基本がわかる重症心身障害児の看護；出生前の家族支援から緩和ケアまで．改訂版，へるす出版，2023，pp70-82．

4 身体計測

身体計測では，こどもの成長・発達や栄養状態を評価する。ある時点での評価に加え，経時的な変化をとらえるとよい。

側彎・変形があるこどもの身長の測り方

側彎・変形があるこどもでは石原式計測法（図1）を用い，測定値は栄養計算や呼吸機能検査に活用できる[1]。①〜⑥までを順にメジャーで測定し，その値を合計する。緊張による誤差が生じないよう室温や体位を調整する。

側彎がある場合は，仰臥位もしくは側臥位のどちらで測るかを決める。決めたら毎回同じ体位で測る。股関節脱臼している側はなるべく避ける。

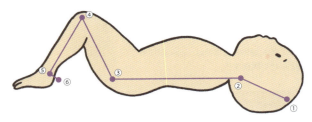

① 頭頂（正中線上における最高点）
② 乳様突起（耳介の後方下で明確に視察・触察できる）
③ 大転子（大腿外側部で一番突出した部位）
④ 膝関節外側中央点（膝関節の運動中心点）
⑤ 外踝
⑥ 足底点（踵部）

推定身長＝（①〜②）＋（②〜③）＋（③〜④）＋（④〜⑤）＋（⑤〜⑥）

図1 立位困難な小児の身体測定（石原式計測法）

（神奈川県立こども医療センター看護基準委員会・編著：小児看護基準.
医学書院，1985，p224. を参考に作成）

体　重

栄養状態の評価や，栄養必要量，水分量，薬剤量の算出を目的に測定し，疾患に伴う全身状態への長期的な影響と変化の把握に役立つ。一般の体重計では，介助者が重症児を抱えて体重測定し，その値から介助者の体重を引いて算出する。年齢や体格に応じて，乳児用体重計やストレッチャー式体重計，車椅子用体重計などを用いる[1]。

頭 囲

脳や頭蓋骨の発育を評価する。水頭症など疾病による影響や変化を把握し，異常の早期発見に用いられる。メジャーを前頭結節（眉間）から後頭結節（後頭部の最突出部）を通るように当てて眉間で測定する（図2）。

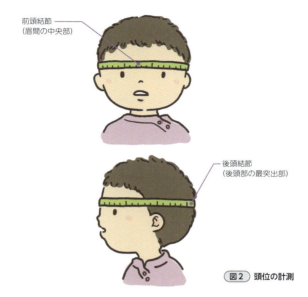

前頭結節
（眉間の中央部）

後頭結節
（後頭部の最突出部）

図2 頭位の計測

成長曲線

重症児は，年齢に比べて体格が小さい場合が多い。身長・体重を経時的に測定して成長曲線を描き，基準となる成長曲線と比較しながら，発育を評価する。この際，必ずしも基準範囲（±2SD）にこだわる必要はなく，−2SD以下であっても成長曲線に沿って上昇がみられるのであれば，健全な発育の範囲と考えてもよい[2]。

〈文 献〉
1) 八代博子：バイタルサインと身体計測．鈴木康之，他監，八代博子編著，写真でわかる重症心身障害児（者）のケア（アドバンス）；人として尊厳を守る療育の実践のために，新訂第2版，インターメディカ，2020，pp74-86.
2) 吉野浩之：在宅経腸栄養の管理．前田浩利編，地域で支える みんなで支える 実践！ 小児在宅医療ナビ，南山堂，2013，p193.

III 章

症状別ケアのポイント

呼吸器系

1 呼吸障害

病態

1 呼吸障害の種類と病態

【閉塞性呼吸障害】

上気道や下気道の狭窄などで空気の通り道が閉塞する。筋緊張による頸部の後屈，気管軟化症・喉頭軟化症などが原因となる。

【拘束性呼吸障害】

脊柱や胸郭の変形・胸郭周囲の筋肉の拘縮によって呼吸をするための胸郭をうまく広げることができないことや，肺自体の柔らかさの低下（肺のコンプライアンスの低下）などによって空気を取り込みにくい状態である。

【中枢性呼吸障害】

脳機能の低下によって中枢性の低換気が生じる。また，抗てんかん薬や筋弛緩薬の副作用により，呼吸が抑制されることがある。

【分泌物貯留，気道クリアランスの障害】

嚥下機能の低下により経口摂取した食べ物や唾液が飲み込みづらい，自己処理ができない，咳嗽反射が弱いなど種々の要因で分泌物が気道に停滞しやすい。

これらの呼吸障害は単独ではなく，合併していることが多い。

2 呼吸障害の症状

- 呼吸回数の増加，1回換気量の低下，努力呼吸（陥没呼吸，鼻翼・肩呼吸）
  ※慢性的な呼吸障害があるこどもは個人差があり，症状がみられない場合もある。
- 吸気時と呼気時のゴーゴー，ゼロゼロといった音（痰など分泌物の気道や肺野の貯留）
- 吸気時のヒューヒュー，ゼーゼーという狭窄音（上気道閉塞）
- 呼気時のヒューヒュー，ゼーゼーという狭窄音（下気道閉塞）
- 呼吸音が聴取できない：気道の完全な閉塞による含気（胸の空気の入り）の消失

〈呼吸障害の進行〉

- 酸素飽和度の低下，チアノーゼ，意識レベルの低下
- 最悪の場合，呼吸停止から心停止に至るリスクがある。

3 重症心身障害児の特徴

重症児の呼吸障害は，呼吸の問題だけが単独で存在することはまれである。筋緊張異常，てんかん発作，側彎や拘縮などのからだの変形，胃食道逆流症をはじめとする消化器障害，精神的要因など，さまざまな特徴的病態が複雑に関連しているため，それぞれの状態を把握したうえで呼吸障害の評価をすることが重要である（p10「からだ，こころ，生活への影響」参照）。

症状別ケアのポイント Ⅲ

主な誘因と症状

主な誘因

【閉塞性呼吸障害】
〈上気道によるもの〉
- 舌根の落ち込み
- 喉頭軟化症
- 頸部過伸展

〈下気道によるもの〉
- 気管軟化症・気管支軟化症
- 気管支喘息

【拘束性呼吸障害】
〈肺容量低下によるもの〉
- 肺炎，無気肺，便秘，胸水・腹水貯留など

〈肺・胸郭コンプライアンス低下によるもの〉
- 筋緊張亢進
- 高度な側彎
- 呼吸に必要な筋肉・関節の拘縮

〈呼吸筋力低下によるもの〉
- 脊髄性筋萎縮症，筋ジストロフィーなど

【中枢性呼吸障害】
〈呼吸中枢機能不全によるもの〉
- 低酸素性虚血性脳症
- 先天性低換気症候群など

【分泌物の増加】
- 「痰の性状異常」(p24) 参照

主な症状

【呼吸器系】
- 呼吸困難，努力呼吸
- 異常呼吸パターン，異常呼吸音
- 呼吸抑制，呼吸停止
- 酸素飽和度の低下，呼気終末二酸化炭素分圧の上昇
- 咳嗽力の低下による無気肺形成
- 分泌物の垂れ込みによる誤嚥など

【循環器系】
- 心拍数の増加

【消化器系】
- 腹部膨満感，胃食道逆流
- 食欲の低下，体重増加不良

【中枢神経系】
- 発熱，発汗
- 意識レベルの低下
- 筋緊張の増強，低下

【皮　膚】
- チアノーゼ

【様　子】
- 苦しそう，機嫌が悪い
- 落ち着きがない，眠れない

主な治療

薬物療法，手術療法，非薬物療法を単独または組み合わせて行う。

【閉塞性呼吸障害】

上気道狭窄への対応：下顎・頸部・体幹の姿勢管理（腹臥位，側臥位，前屈坐位），経鼻咽頭チューブの挿入，ネックカラーやマウスピース，筋緊張のコントロール（筋弛緩薬の内服やバクロフェンポンプの導入など）

下気道狭窄への対応：単純気管切開，気管軟化症に対する肋軟骨移植など

【拘束性呼吸障害】

呼気介助，姿勢管理，モビライゼーション，酸素療法，非侵襲的陽圧換気（NPPV）や人工呼吸器の導入，筋緊張のコントロール

【中枢性呼吸障害】

酸素投与，非侵襲的陽圧換気（NPPV）や人工呼吸器の導入

【分泌物貯留への対応】

「痰の性状異常」(p24) 参照

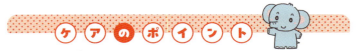

POINT 1　呼吸障害を評価する

呼吸障害はさまざまな要因が関連しているため，全人的に評価し，どこに問題があるかを把握することで，呼吸障害の分類ができ対応策が見つけやすくなる（表1）。

表1　呼吸障害を評価するための観察ポイントの一例

呼吸の状態	呼吸回数，努力呼吸の有無，喘鳴の有無・部位，含気の左右差，胸郭の動き，分泌物の量・性状，酸素飽和度，血液ガスデータ，咳嗽する力など
気道の状態	アデノイドの有無，扁桃肥大，舌根沈下，小顎，頸部の過伸展，気管軟化症・喉頭軟化症の有無
肺の状態	気管支の偏位，肺の変形（左右差や容量など），浸潤影の有無，無気肺の有無など
からだの変形	頭部の回旋，頸部の過伸展・捻転，脊柱の側彎，胸郭の変形・扁平化，肩関節の拘縮など
消化器系	胃十二指腸通過障害，胃食道逆流症，嘔気・嘔吐，便秘など
神経系	筋緊張の有無・程度，てんかん発作の頻度・程度，筋弛緩薬・抗てんかん薬の服用など
医療デバイス	気管カニューレ・経鼻咽頭チューブのサイズ，カフの有無，NPPVや人工呼吸器の設定，排痰補助機器の使用の有無など
その他	ケア提供者の困りごと，日常のケア・生活についてなど

POINT 2　安楽に呼吸ができる環境を整える

不快になっている要因（疼痛，分泌物，排泄物，注入による胃部不快感，体勢，不安，環境音など）が筋緊張の異常亢進を助長し，呼吸状態の悪化につながる。こどもの訴えをキャッチし対応することが，安楽な呼吸を維持するために必要となる。

POINT 3　酸素飽和度のみに頼らない

酸素飽和度は呼吸障害を代償しきれなくなった際に低下するため，こども自身をよく観察し普段の呼吸状態と比較し，呼吸の変化を早期に察知することが大事である。

POINT 4　呼吸療法に関するデバイスの管理をする

鼻腔エアウエイや気管カニューレ，人工呼吸器など，安楽な呼吸を維持するための医療デバイスの特徴を知り，安全に管理することが求められる。また，サイズや設定値が今のこどもの状態に適しているかを評価し，定期的にケアの見直しをする。

症状別ケアのポイント **III** 呼吸器系

POINT 5 幼少期からの姿勢管理を意識する

とくに拘束性呼吸障害は側彎や拘縮の進行とともに悪化する。からだの変形は筋緊張の癖や同一体位（好きな体位）によっても助長される。苦手な体位を含めたさまざまな体位を小さいころから経験することで，側彎の進行がゆるやかとなる。また，とれる体位のバリエーションが多いことは，呼吸を楽にする姿勢を探しやすく，緊張の緩和にもつながり好循環をもたらす（p152「ポジショニング」参照）。

呼吸障害

痰の性状異常

ケアの 再 チ ェ ッ ク !

★ 安楽に呼吸をしているか？

➤ 気道開通，分泌物が貯留していないか，胸郭が上がっているかなどを確認する。

➤ 気管カニューレの閉塞や抜去がないか，酸素や人工呼吸器が装着され正常に作動しているか確認する。

➤ その他，不快になる要因がないか確認する。

★ こどもに合った医療デバイスが選択されているか？

➤ 年齢や体格に合ったサイズを選択する。

➤ 気管切開している場合：カニューレのサイズ，カフ量，気管切開バンドの長さ，吸引チューブ径が適正か確認する。

➤ 人工呼吸器の場合：リークが多くなりすぎず，呼吸が安定的に保てるよう設定する。

★ 緊急時に対応できる環境であるか？

➤ 用手換気（バッグ・バルブ・マスクなど）を準備する（p139「バッグ・バルブ・マスク，ジャクソンリース回路」参照）。

➤ 気管カニューレの挿入手技を獲得する（p136「デバイスの抜去（気管カニューレ）」参照）。

➤ 緊急時の連絡先を確認しておく。

23

呼吸器系

2 痰の性状異常

病　態

1 痰の性状

　痰とは，口腔・咽頭・喉頭・気管・気管支などの呼吸器の粘膜から産生される分泌液をさす。痰の種類を表1に示す。

表1　痰の種類

種　類	色や性状	特　徴
粘液性痰	半透明～白色で粘稠	正常。感冒の初期など，感染を伴わない気管支炎や気管支喘息発作後にみられる
膿性痰	黄色ないし緑色	細菌感染によって気道分泌物に好中球が混じる。細菌性肺炎，肺化膿症など
漿液性痰	水様透明	気管支喘息の発作時や肺水腫など，肺および気管支の毛細血管浸透性亢進によって生じる
血性痰	喀痰に血液が混じっている	肺・気管支の外傷，肺腫瘍，肺炎などにより血液が気道へ入り込むことで生じる
泡沫性痰	血液が混入し，泡のような性状	肺循環のうっ血による漏出液で，肺水腫に特徴的な鮮紅色になることもある

2 病態生理

　痰の成分は水と蛋白質，粘液のもとになるムチンという物質，免疫物質を含んでおり，呼吸をすることで侵入したウイルスや細菌，ほこりなどが混じっている。痰は，気道粘膜が正常に機能している場合は50～100mL/日つくられ，ほとんどが気道壁から吸収されるか，線毛運動によって喉頭へ運ばれ嚥下される。病原性微生物の侵入や気道の炎症による滲出液などにより分泌物が増え，気道内の分泌物が過剰になると痰として喀出する。

3 こどもの特徴

　中枢神経抑制による咳嗽反射・拘束性呼吸障害による肺活量・呼気筋力の低下により，自力で痰を出すことが難しくなる。また，気管切開をしている場合は気道内が乾燥しやすく，痰の粘稠度が硬くなり喀出しづらいという特徴がある。

　さらに，重症児は呼吸器感染症にかかりやすく痰が過剰に産生されることや，自己処理できない痰が気管に垂れ込み誤嚥性肺炎や無気肺を形成し，呼吸状態の悪化につながりやすい特徴をもつ。

症状別ケアのポイント　**Ⅲ**　呼吸器系

随伴症状

　痰は医療デバイスでの刺激，感冒や気管支喘息などの呼吸器疾患，誤嚥，過剰な加湿，薬物療法の副作用などで増加する。また，呼吸器感染症への罹患や気道の乾燥により痰の粘稠度が上がり，喀出しにくくなる。

1 呼吸困難・窒息

　痰の分泌量が過剰で粘稠度が高いと，気道閉塞のうえ窒息を起こすことがある。気管カニューレや経鼻咽頭チューブなどで気道を確保している場合は，チューブが塞がれてしまい窒息につながる。

2 無気肺

　痰が気管支を塞ぐとその先にある肺胞が虚脱し無気肺が起こり，ガス交換ができなくなり，呼吸状態の悪化や疾患の増悪などに影響を及ぼす。

3 肺　炎

　痰には細菌やウイルスなどが混入しており，気道に長く貯留すると肺炎のリスクが高くなる。また，嚥下機能が低下している場合は痰が気管に垂れ込んでしまうことで誤嚥性肺炎を引き起こす。

4 気道抵抗の異常

　痰が気道に貯留すると気道が狭くなり，気道内圧が上昇する。気道や肺の損傷につながるリスクがある。

主な治療

1 肺理学療法
体位ドレナージ：痰を主気管支より上部まで移動させる
吸入：痰の粘稠度を改善し，軟らかくする
吸引：口鼻腔吸引，口腔内の持続吸引，気管内吸引
排痰補助装置〔機械による咳介助（バッグ・バルブ・マスク，カフアシスト），高頻度胸郭振動法（パーカッサー），陽・陰圧体外式人工呼吸器（RTX）など〕：咳介助により排痰しやすくする，胸郭運動により痰を出しやすい硬さ（粘稠度や弾力性）へ性状を変化させる

2 薬物療法
去痰薬，漢方：痰の粘稠度を下げ，排痰しやすく調整する

3 加　湿
　気管カニューレの人工鼻，人工呼吸器使用時の加湿の調整

呼吸障害

痰の性状異常

25

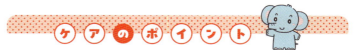

ケアのポイント

POINT 1　適正な吸引を行う
- 吸引は侵襲的な手技である。痰による気道の狭窄・閉塞が原因である場合を除いて，必要以上の吸引は避ける。吸入や加湿を調整し痰を出しやすくする，体位ドレナージや咳介助を行うなど吸引以外のアプローチ方法も考える。

POINT 2　痰は硬くなる前に対処する
- 痰の喀出には適正な粘稠度や弾力性が必要である。痰が硬くなると喀出がより困難となるため，呼吸療法時の適切な加湿，湿度管理，体液管理が重要である。

POINT 3　気管からの出血に注意する
- 気管からの痰に血液が混じっていたら，気管内の肉芽や腕頭動脈を傷つけている可能性がある。その際はすぐに受診し，気管支鏡などで精査することが望ましい。

POINT 4　普段との違いに気づく
- 痰の量・性状が普段と違うと思ったら原因を検索する。発熱に伴い気管支炎や肺炎などの徴候を認めたら，重症化する前に早めに病院を受診する。

---

column

どうする感染対策？　基本は手をきれいに！

　病院への入院歴や施設への入所歴がある重症児の痰からは，MRSA（メチシリン耐性黄色ブドウ球菌）などの多剤耐性菌が検出されることがある。こどものケアを行う際は，手袋・手洗いなど飛沫感染予防策や接触予防を行い，ケア提供者による水平感染を予防することが重要である。

中枢神経系

症状別ケアのポイント III

1 てんかん発作, 重積発作

病　態

1 てんかん発作のタイプ

【症候性てんかん】

　頭部外傷, 脳の先天性奇形, 出生時の低酸素脳症, 代謝障害, 脳腫瘍, 脳炎・髄膜炎など脳に具体的な原因があるもの。

【特発性てんかん】

　原因となるような病変を認めず, てんかんになりやすい体質や遺伝素因があることで発症する。抗てんかん薬がよく効き, 発作は止まりやすい。

【焦点発作】

　大脳の片側の一部分の神経細胞の興奮で発作が始まる。発作中に意識がある「焦点意識保持発作」と, 発作中に神経細胞の興奮がある程度の範囲に及ぶことで意識がはっきりしなくなる「焦点意識減損発作」とがある。

【全般発作】

　発作の始めから大脳の両側の神経細胞が興奮状態になることで起こり, 意識が障害されることが多い。欠神発作, ミオクロニー発作, 間代発作, 強直発作, 強直間代発作, 脱力発作が含まれる。

2 重積発作

　てんかん重積は, 発作が持続して止まらない, または短い発作であっても意識が回復する前に次の発作が反復し, 何も処置しないと30分以上持続する状態である。重積発作では, 脳の後遺症を残す可能性が高く, 時には生命に危険が及ぶこともあるため, 早急に治療を行う必要がある。

3 こどもの特徴

　こどもは, 自分で症状を訴えられなかったり反応が乏しいこともあるため, 強直発作, 焦点起始両側強直間代発作, ミオクロニー発作などの運動症状を伴う発作は観察できても, 欠神発作, 軽い強直発作, 焦点意識減損発作（複雑部分発作）など運動症状を伴わない発作はわかりにくく, 感覚発作はわからない。

　また, 重症児の場合, 発作の様子が四肢の運動機能障害や不随意運動, 振戦, 覚醒レベルの低下などといったこどもの日常的によくみられる症状として判断されやすく, てんかん発作に気づきにくいことがある。

主な誘因と症状

主な誘因

【薬物によるもの】
- 抗てんかん薬の血中濃度の低下
- 与薬の誤り(誤投与,投薬忘れ,過少・過剰投与)
- てんかんの症状やてんかんの発作型に見合わない抗てんかん薬の選択
- 抗てんかん薬の投与量や投与方法の調整
- アドヒアランスの不良

【意思・気持ちによるもの】
- 精神的ストレス
- 喜怒哀楽の感情や意思表示

【からだの変化によるもの】
- 成長に伴う体重増加
- 体温の変化(発熱,低体温)
- 尿意や便意,空腹
- 腹部膨満による不快
- ホルモンバランスの変化(月経)
- 不眠
- さまざまな痛み(骨折,中耳炎,褥瘡,歯痛など)
- 活動性の身体疲労

【環境によるもの】
- 寒暖差,気圧の変化(季節の変わり目)
- 生活習慣や環境の変化
- 支援者が代わること
- 外的刺激(光刺激,音刺激)
- ケア(吸引,浣腸,不適切な体位変換,不意な接触など)

主な症状

【呼吸器系】
- 呼吸抑制,呼吸困難,チアノーゼ
- 酸素飽和度の低下,低換気または過換気

【循環器系】
- 心拍数上昇,顔色不良
- 発汗

【消化器系】
- 嘔吐
- 口をもぐもぐさせる

【運動器系】
- からだ全体または一部がピクピク,ガクガク動く
- からだが突っ張る
- 突然倒れる

【その他】
- 眼球が偏位,眼振
- 流涎
- 失禁
- 不自然な笑い
- 急に動作が止まる,ボーッとする

主な治療

1 薬物治療

てんかんの薬物治療は単剤治療が基本であり,年齢や性別,発作への効果,抗てんかん薬の副作用,薬物作用機序の違い,薬物代謝の個人差などを考えて薬を選択する(表1)。

2 重積発作の治療

ジアゼパムの直腸内投与(ダイアップ®坐剤)もしくは静脈内注射,ミダゾラム(ブコラム®)口腔用液の頬粘膜投与。

3 発作を止める,もしくは緩和する手術

選択的扁桃体海馬切除術,大脳半球離断術,迷走神経刺激,脳梁離断術。

表1 抗てんかん薬と主な副作用

発作型	第1選択薬	主な副作用
焦点起始発作	カルバマゼピン,ラモトリギン,レベチラセタム,ゾニサミド,トピラマート	眠気,ふらつき,嘔気,歯肉の腫れ,頭が重い感じ,食欲低下,アレルギー反応,肝障害,腎障害
欠神発作	バルプロ酸ナトリウム,エトスクシミド	
ミオクロニー発作	バルプロ酸ナトリウム,ベンゾジアゼピン	
強直間代発作	バルプロ酸ナトリウム	

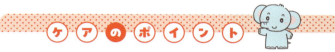

ケアのポイント

POINT 1 てんかん発作中の様子を観察する

- てんかん発作は突発的に起こる異常な動き,意識の消失,感覚の異常などであり,全身をガクガクさせる,いわゆるけいれんだけがてんかん発作ではない。てんかん発作を診断するためには,からだのどの部位が動くか,力が入っているか,動作が停止するか,意識があるかなどを観察することが重要である。
- 発作が起こりやすい時間帯に抗てんかん薬の血中濃度を高くすることと,発作の誘因に対応することが重要であり,いつ起こったか(覚醒時,睡眠時,運動時など),起こった状況について記録することも大切である。
- 前駆症状(嘔吐,発熱,便秘,不機嫌など)や誘発要因(月経,学校行事などの疲れや緊張など)を見落とさないようにすることも重要である。

POINT 2 確実な与薬を行う

- てんかん発作による日常生活への影響を最小限にするためには,確実な与薬が重要である。抗てんかん薬によっては,薬の苦味などで嘔気を誘発したり,飲むのをいやがる場合があるため,内服薬の剤形を変える,乳糖や単シロップを混ぜる,服薬ゼリーを使うなど,飲ませ方を工夫する。
- 経口投与が難しい場合,坐薬に変更することも考える。

POINT 3 安全な環境をつくる

- てんかん発作を発見した場合,けがをしないように注意しながら観察することが大切である。
- 運動亢進発作では,激しくからだをバタバタさせることがあり,からだの一部分をぶつけたり,転落したり,周りの家具などでけがをする危険性がある。床に寝かせる,周囲に危険なものを置かない,近くで見守る人もけがをしないようにするなど,環境の調整が必要である。

POINT 4 窒息・誤嚥に気をつける

- 発作が起こったとき,口の中にスプーンやタオルなどを入れると,窒息や歯の折損・

口腔粘膜を負傷する危険がある。
- 介助者が指を噛まれる危険性もあるため，無理に口の中の食物を取り除こうとせず，顔を横に向け，呼吸状態や顔色を観察する。
- 誤嚥した場合に備えて吸引などができるように準備しておく。

POINT 5 屯用薬を使用する

- ダイアップ®坐剤やブコラム®口腔用液を使用する。ブコラム®は歯茎と頬粘膜の間に入れ，頬粘膜から吸収されるため，口から薬液がこぼれないよう事前に唾液を吸った状態で投与する。
- ダイアップ®やブコラム®は，呼吸障害や血圧低下を起こすおそれがある。使用後はこどもから目を離さない。

ケアの 再チェック！

★ てんかん発作が起こりはじめた時間，症状の変化は観察できているか？

➤ 発作の始まりの時間，最初の症状とその変化，バイタルサイン，発作の終わりの時間を確認する。
➤ 動画が撮れる場合は発作の様子を録画しておくとよい。

★ 周囲にからだを傷つけそうな物はないか？

➤ からだをぶつけそうなおもちゃや動かせる家具などは速やかに移動させる。

★ 屯用薬やモニタリングの準備はできているか？

➤ 屯用薬の与薬，吸引や酸素投与がすぐにできるよう準備しておく。
➤ 重積発作になったときの対応についてシミュレーションしておくとよい。

column 2種類の坐薬，順番は？

体温38℃以上の発熱に伴って起こる「熱性けいれん」の再発を予防するために，ダイアップ®坐剤やアセトアミノフェン（アンヒバ®坐剤）を使用する。37.5℃以上の発熱が続くときは，8時間後に同量のダイアップ®坐剤を入れる。ダイアップ®坐剤の効果は24時間持続するが，原則3回目は使用しない。また，油脂性の坐薬（アンヒバ®坐剤）を先に使用すると，油脂性の基剤にダイアップ®の成分であるジアゼパムが取り込まれてしまい，水溶性の坐薬（ダイアップ®坐剤）の効果が弱くなるため，ダイアップ®坐剤をアンヒバ®坐剤より先に使用する。

2 V-Pシャントの異常

病態

1 水頭症の治療

V-Pシャント（脳室腹腔シャント）は、脳室から腹腔内にシリコン製のシャントチューブを外科的につなぎ、何らかの原因で過剰に貯留した髄液を腹腔内に排出させ、水頭症の進行・症状を抑制する。また、シャントにはバルブという髄液圧を調整する装置がついている（図1）。シャント挿入後は、髄膜炎などの感染、シャント機能不全に伴う水頭症の再発、髄液の過剰流出による低髄圧症候群に注意が必要となる。

2 髄膜炎などの感染、シャント機能不全による水頭症の症状

髄膜炎などの感染では高熱、激しい頭痛、意識障害、突然のけいれんがみられる。シャント機能不全による水頭症では脳室に髄液が貯留し、頭囲拡大、大泉門緊満、哺乳力・食欲の低下、頻回な嘔吐、頭皮の伸展と光沢、眼球の落陽現象（黒目が日が沈むように落ち込んでしまう現象、図2）がみられる。

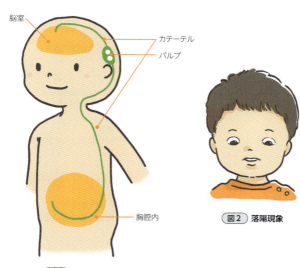

図1　V-Pシャント

図2　落陽現象

❸ こどもの特徴

こどもの場合，成長への対応で腹腔内のチューブに余裕をもたせ，身長の伸びにチューブも対応できるようにしているが，チューブが癒着すると，蠕動運動などで引っ張られ脱落することがある。脱落すると，頸部に見えていたチューブが確認できなくなる。また，重症児は便秘や側彎になりやすく，イレウスからの腹腔内圧上昇による頭蓋内圧の亢進（頭痛，嘔吐，視力障害）やシャント感染・損傷に注意する。

主な誘因と症状

主な誘因

【シャント感染】
- 異物挿入による髄膜炎や脳室炎からの腹膜炎
- 重度の便秘やイレウスによる逆行性感染

【シャント機能不全】
- シャントチューブの閉塞
- 脳室や腹腔からのチューブ先端の脱出
- チューブの屈曲・捻転
- 成長に伴うチューブの脱落
- 水頭症に伴う頭蓋内圧亢進
- 重度の便秘やイレウスによる腹圧上昇

主な症状

【消化器系】
- 食事摂取量の低下
- 嘔気・嘔吐，下痢
- 腹部膨満・緊満

【循環器系】
- 頻脈
- 徐脈
- 血圧上昇（クッシング現象による）

【中枢神経系】
- 頭痛
- 高熱
- 無表情・不機嫌
- 顔色不良
- 意識障害
- けいれん発作，突っ張る回数の増加
- 眼球偏移
- 麻痺やしびれ
- 歩行障害
- 大泉門の緊満・膨隆（大泉門閉鎖前まで）
- 落陽現象（乳児期に多くみられる）

【皮膚・排泄系】
- バルブ上の皮膚の化膿
- シャントチューブの走行に沿った皮膚の発赤

主な治療

① シャント感染による髄膜炎を起こしている場合，抗菌薬治療を行う。
② 症状，発熱が改善しない場合は，V-Pシャント自体を手術にて抜去し，髄液ドレナージを行う。
③ 症状が落ち着いたら，再度V-Pシャントを挿入する。
④ 脳神経外科医の指示に従い，必ず定期受診する。

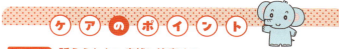

POINT 1 訴えられない症状に注意する

噴門形成術を実施している場合，頭蓋内圧亢進症状により嘔気が出現しても嘔吐できないことがある。その場合，胃ろうから胃内容物を吸引するとよい。重症児や年少児の場合，こどもが症状に気づき訴えることに限界があるため，家族や学校関係者にもシャント機能不全の症状を伝えておく。

POINT 2 便秘や肥満を防ぐ

V-Pシャントでは便秘や肥満により腹圧が上昇し，髄液の流れが悪くなるおそれがある。重症児は同一体位や寝たきりから便秘になりやすく，食生活や排便コントロールに関する指導をする。

POINT 3 磁気を発する機器に注意する

圧可変式バルブシステムを使用している場合，バルブの設定圧は磁気を発する器具で調整する。磁気を発するものは設定圧に影響を及ぼす可能性がある（表1）。重症児は定期的にMRIの検査を行うことが多く，検査前には医療者にシャントを挿入していることを伝え，検査後に設定圧の確認を行う。

表1 バルブの設定圧に影響を及ぼす可能性のある磁気発生物・器具

使用不可	バルブに影響がある場所	バルブ部位と接触不可
● 磁気枕 ● 磁気ネックレス ● 磁気治療器	● MRI室 ● 屋外に設置された大型スピーカー	● 冷蔵庫，電子レンジのドア ● イヤホン，テレビ，携帯電話のスピーカー部分 ● タブレット端末

中枢神経系

3 筋緊張の異常亢進

病態

1 筋緊張の種類
痙縮：関節を屈曲・伸展しようとしたときに筋肉が緊張して動かなくなる，または勝手に動く。
固縮：筋肉や筋肉周囲が硬くなり，からだを動かすことが困難になる。
ジストニア：筋緊張が亢進したり，からだの一部がねじれたり，小刻みに震えたりする。

2 筋緊張の異常亢進
　筋緊張の異常亢進時は，痙縮と固縮が混在した状態であり，からだ全体が大きく反り返った状態になりやすい（図1）。歯を強く食いしばり，四肢は伸展（または屈曲）し，頸部は後屈し，脊柱は弓なり状に反り返る。筋緊張が異常亢進した際には，一時的な息止めによって全身的にチアノーゼを呈し，顔面や眼球に点状出血が出現することもある。また，図2のように全身がぎゅっと屈曲するタイプもある。

　筋緊張が高いときや持続しているときは，発熱し，多量発汗しやすい。バイタルサインの特徴としては，体温・心拍・血圧は上昇し，酸素飽和度は急降下する。

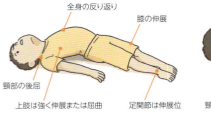
図1　筋緊張が異常亢進した状態

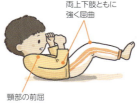
図2　全身が屈曲するタイプの筋緊張

3 重症心身障害児の特徴
　筋緊張は中枢神経系の障害に随伴して発症する。重症児は中枢神経系に障害がある場合が多く，筋緊張の亢進は日常的によくみられる。痙縮と固縮は混在していることが多い。

　全身の筋緊張の異常亢進は，脊柱側彎や胸郭変形，股関節脱臼などの身体変形の原因となる。また，筋緊張が低い場合も，体幹を左右対称に保持することが難しいため，脊柱側彎の原因となる。

症状別ケアのポイント　**III**

主な誘因と症状

主な誘因

【意思・気持ちによるもの】
- 精神的ストレス
- 喜怒哀楽の感情や意思表示

【体調によるもの】
- 不眠
- さまざまな痛み（骨折，中耳炎，褥瘡，歯痛，便秘など）
- 体調不良（発熱，嘔吐，下痢，便秘，骨折，疼痛，尿路感染など感染症罹患）
- 尿意や便意，空腹や満腹時

【環境によるもの】
- 睡眠障害
- 吸引や浣腸などの医療処置
- 寒暖差
- 生活環境の変化

【随伴症状に伴う不快】
- 不随意運動の増強
- てんかん発作
- 感覚過敏

随伴症状

【消化器系】
- 嘔吐，逆流性食道炎，食道裂孔ヘルニア，腹部膨満

【循環器系】
- 心拍促拍，血圧上昇

【中枢神経系】
- 高体温，意識レベル低下

【呼吸器系】
- 息止めによる酸素飽和度低下
- 低換気または過換気

【皮膚・排泄系】
- 皮膚外傷（擦過傷，摩擦による発赤，水疱）
- 尿量減少と多量発汗による脱水，ミオグロビン尿

【運動器系】
- 骨折，脱臼，変形，擦過傷，異常伸展および異常屈曲
- 腱および筋の損傷

主な治療

■1 筋緊張の異常亢進に対する主な内服薬

抗不安薬：ジアゼパム，エチゾラム，ブロマゼパム
筋弛緩薬：チザニン塩酸塩，ダントリウムナトリウム水和物，バクロフェン
睡眠導入薬：トリクロホスナトリウム
抗精神病薬：リスペリドン
漢方薬：抑肝散，芍薬甘草湯など

■2 筋緊張の異常亢進に対する注射

ボトックス注射，バクロフェン持続髄注（ITB）（p128「ボツリヌス療法，バクロフェン髄注療法」参照）

■3 装具療法

「装具療法」（p158）を参照

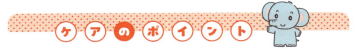

POINT 1　呼吸状態の安定化を図る

- 筋緊張の亢進時に頸部が後屈したり，舌根沈下したりしている場合は，下顎を挙上して気道確保を行う（図3）。
- チアノーゼが出現している場合は，一時的に酸素投与を行う。
- 経口摂取中に筋緊張が亢進したとき，口腔内に残っている食物を掻きだせる場合は掻きだす。食いしばっているときには，筋緊張がいったん落ち着いてから口腔内の食物を掻きだす。その後，必要であれば吸引を行う。
- 頸部が後屈している場合は，気管カニューレの事故抜去に気をつける。

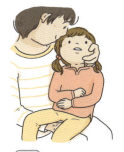

図3　下顎を挙上するように介助者の手で保持する

POINT 2　筋緊張を異常亢進させている原因を探す

- 不快になっている原因（疼痛，睡眠不足，注入による上部消化管の不快感，便秘などによる不快感，不安，精神的緊張，寒暖差など）を早く探し当て，その原因を改善する。不快な状態が持続するほど，筋緊張の異常亢進は悪化するという悪循環に陥る。

POINT 3　安心できる環境をつくる

- 欲求（サイン）や精神的な不安定さが筋緊張の原因となっていることがある。こどもが何を訴えているのかを見極める。
- 筋緊張の異常亢進時は，からだが大きく動くため，周囲の環境を整える。ベッド柵での打撲（図4），リネン類・クッション類による窒息の可能性がある。

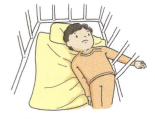

図4　ベッド柵から手が出て危険

POINT 4　ポジショニングを整える

- 全身の反り返りが強いときは，頸部〜背部にクッションなどを入れて支持面を拡大すると安定しやすい（図5）。
- 腹臥位や側臥位は筋緊張が緩和しやすい。

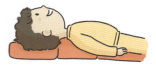

図5　頸部〜背部のクッション

POINT 5　屯用薬を使用する

- 呼吸抑制を伴って持続する筋緊張の異常亢進のときは，医師から処方されてい

る筋弛緩薬などを使用する。筋弛緩を目的としている定期的な薬剤の使用があれば，投与時間を定時より早める。経口や胃管からの投与が困難である場合，坐薬を使用する。

● 薬剤の使用後は，薬効による呼吸抑制や意識混濁が生じることもあるため，必ずモニターを装着する。また，脱力や傾眠になりやすいため，経口摂取時には誤嚥・誤飲による窒息に留意する。

ケアの 再 チ ェ ッ ク !

☆ 筋緊張の異常亢進時，呼吸をしているか？
➤ まずは気道確保の体位をとる。
➤ 筋緊張が続く場合は屯用薬を使用し，酸素投与の準備を行う。
➤ 気管カニューレがある場合は，反り返ることで後頸部にカニューレバンドによる擦過傷をつくりやすいので，観察を行う。

☆ 周囲にからだを傷つけそうなものがあるか？
➤ ベッド柵はスポンジ製のロールで保護するとよい。

☆ 無理に関節を動かしていないか？
➤ 更衣や移動介助時には骨折や筋組織離断のリスクが高まるので，筋緊張が緩むタイミングで四肢を屈曲する。

☆ 長時間，同じ体位になっていないか？
➤ 腹臥位や側臥位は筋緊張が緩みやすいが，長時間の同一体位は避ける。

column

高体温って？
筋緊張の異常亢進時は，熱産生が活発となって一時的に高体温になる。発熱は，臨床場面では「緊張熱」や「こもり熱」と呼ばれる。

赤い尿に注意！
筋緊張の異常亢進が続いているときに赤い尿（ミオグロビン尿）がみられると，重篤な腎不全の徴候である可能性が高いので，必ず受診する。

中枢神経系

4 体温異常

病 態

重症児は，重度な脳機能・運動機能障害により「自律性体温調節」（自律神経の働きによる血管拡張や収縮，代謝の増加など）と「行動性体温調節」（自らの意思で体温変化の要因を除外しようとする行動で，例えば日差しを避けたり，姿勢を変えたりすること）が十分機能しないため，体温異常を生じやすい。

高体温：一般的に深部体温が37.5℃以上の場合をいう。

低体温：深部体温が35℃以下の場合をいう。

主な誘因と症状

	主な誘因	随伴症状
高体温	● 筋緊張亢進，不随意運動，興奮，けいれん ● 抗けいれん薬・向精神薬の副作用 ● 脱水 ● 環境（気温，室温，長時間の車椅子乗車や同一体位，衣類など） ● 感染・炎症（感染により産生される内因性発熱物質，骨折や感染による苦痛や痛みによる筋緊張など）	● 頻脈 ● 顔面紅潮 ● 脱水 ● 電解質異常 ● 筋緊張の亢進 ● 血圧上昇
低体温	● 運動障害（覚醒レベルや運動機能レベル） ● 低栄養（摂取エネルギー不足，低体重） ● 冷たい栄養剤の使用 ● 過剰な発汗 ● 環境（気温，室温，入浴前後，更衣・排泄介助時の皮膚の露出具合） ● 人工呼吸器を使用する場合，加温加湿器の影響	● 徐脈 ● 悪寒・戦慄 ● 口唇色，顔色不良

主な治療

1 高体温

- 腋窩や鼠径部などの体表に近い太い血管の部位に対してクーリングを行う。
  - ＊ただし，手足が冷たいときはクーリングを控える。
- 必要時，解熱薬を使用する。
- 筋緊張亢進による高体温の場合は筋弛緩薬を考慮する。
- 抗けいれん薬や向精神薬の副作用による場合は，薬剤を調整する。

2 低体温

- 温めた栄養剤を使用する。
- 人工呼吸器を使用している場合は，加温加湿器を調整し，電熱線入りの呼吸器回路への変更を検討する。

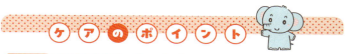

POINT 1　体温の観察やアセスメント

- 体温の変化は個別性や測定条件を考慮する（個人の平熱，測定部位・環境・条件・測定方法など）。
- 高体温時は感染症とこもり熱や緊張熱を判別する。
- 重症児の場合，重症感染症でも発熱がない場合があるため注意する。

POINT 2　体温を下げるときのケアの工夫

- 過剰なクーリングは容易に低体温になるので注意する。
- クーリングなどの冷感刺激は，不快な刺激となり筋緊張が亢進する場合がある。
- 衣服の調整や環境温度の調整をこまめに行う。
- 車椅子やバギーに送風機を取り付ける（図1）。冷感敷きマットやエアコンマット（マット内に風をつくって送風してくれる小型ファン付きのマット）などを利用する。

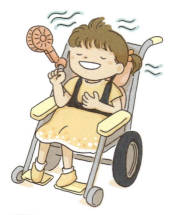

図1　車椅子でのクーリングの例
車椅子の上部にハンディ型の扇風機を付ける

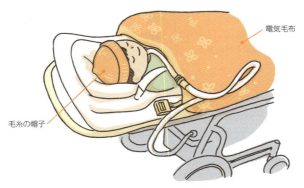

図2 ストレッチャー上での保温の例
羽毛布団と電気毛布を使用する

POINT 3 体温を上げるときのケアの工夫
- 冬季や夏季の冷房が効いている公共の場では,皮膚の露出をなくす(体幹を布団で覆うだけでなく,帽子や掛け物で頭部を覆う,靴下や履き物を履くなど)。
- 電気毛布やカイロによる低温熱傷に注意する。
- 羽毛布団や電気毛布を使用して保温する(図2)ほか,寝袋や災害時に使用するアルミシートなどを利用することも可能である。

POINT 4 吸収発熱繊維の下着を着用するときの留意点
- 吸収発熱繊維の下着は,製品の特徴や仕組みを知ったうえで着用する(熱がこもりすぎたり,発汗後は急激に体温低下につながる場合がある)。
- 低体温のこどもが使用すると,かえって低体温を悪化させてしまうことがある。
- 製品元のホームページなどをよく読み,製品の特徴を理解して利用する。

中枢神経系

5

不眠，不穏

症状別ケアのポイント **III**

不 眠

病 態

1 不 眠

　睡眠ホルモンであるメラトニンが，暗くなると脳の視交叉上核から分泌され，光を浴びると減少することで睡眠と覚醒のリズムをつくっている。睡眠と覚醒のリズムの乱れやストレス，不快な刺激により，寝つけない，夜中に何度も目が覚める，朝早く起き出して騒ぐ，夜間の眠りが浅いなどの睡眠に関するトラブルが起こる。

2 こどもの特徴

　こどもは，日中の活動の低下，意思伝達の難しさにより解消されない不快，閉塞呼吸など呼吸の問題，夜間のケアによる断眠などにより睡眠の質が低下しやすい。加えて，重症児は，睡眠を調整する脳にダメージがあることが多く，不眠になりやすい。

主な誘因と症状

主な誘因

【体調によるもの】
- 睡眠時無呼吸
- 痛み（筋緊張の亢進，褥瘡，骨折，月経など）
- 自律神経の乱れ
- 薬の副作用（ステロイド）

【意思・気持ちによるもの】
- ストレス
- 興奮

【環境によるもの】
- 環境変化，不適切な環境（温度・明るさ・音）
- 夜間の医療的ケア
- 不規則な生活習慣，日中の活動量の減少
- 体位の崩れ

【随伴症状に伴う不快】
- 感覚過敏
- てんかん発作

随伴症状

【からだへの影響】
- 疲労の蓄積
- 自律神経失調
- 成長障害
- てんかん発作

【こころへの影響】
- イライラ，不機嫌

【生活への影響】
- 日中の眠気や倦怠感
- 意識や集中力の低下
- 落ち着かない様子

中枢神経系

てんかん発作，重積発作

V-Pシャントの異常

筋緊張の異常亢進

体温異常

不眠，不穏

41

主な治療

環境調整や生活習慣の改善では不眠が解消されない場合，睡眠ホルモンの調整や睡眠リズムの調整を目的とした薬物療法を行う。

メラトニン製剤：ラメルテオン，メラトニン
睡眠導入薬：トリクロホスナトリウム
ベンゾジアゼピン系薬剤：ジアゼパム，クロナゼパム，クロバザムなど
非ベンゾジアゼピン系薬剤：ゾルピデムなど

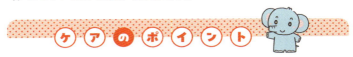

POINT 1　睡眠環境を整える（p148「入眠ケア」参照）

- 就寝時は部屋を暗くし，音や室温などその子にとって快適な環境を整える。
- 就寝時には呼吸が安定し，筋緊張が亢進しないようにからだを整え，体位を調整する。
- 入眠のための習慣をつくり，興奮させない，リラックスできる入眠儀式にする。
- 夜間入眠中に刺激となるケアを減らす。
- 入眠状況に応じて，睡眠導入薬などの内服・追加を行う。

POINT 2　日中の活動性を高める

- 朝は室内を明るくし，陽の光を浴びる。
- 日中にこどもが楽しめる時間をつくる。

不　穏

病　態

1 不　穏

「不穏」には明確な定義はなく，穏やかに過ごすことができていない状態を指す。

2 こどもの特徴

高度な医療を必要とする病態，不慣れな環境やストレス，薬剤や発熱などにより昼夜を問わず不穏になることがある。

不眠や断眠は，こどもの不穏につながりやすい。また，こどもの基礎疾患にてんかんがあることも多く，発作との鑑別を行い対応が必要となる。

主な誘因と症状

主な誘因

【体調によるもの】
- 慢性的な疼痛（筋緊張の亢進，褥瘡，骨折，月経など）
- 自律神経の乱れ
- 不眠，断眠
- 薬の副作用（ステロイド）

【意思・気持ちによるもの】
- ストレス
- 興奮

【環境によるもの】
- 環境変化，不適切な環境（温度・明るさ・音）
- 生活習慣の乱れ，日中の活動量の減少

【随伴症状に伴う不快】
- 感覚過敏
- てんかん発作

随伴症状

- 筋緊張の亢進
- 心拍や呼吸の促迫
- 不眠
- 興奮
- 自傷・他害

主な治療

不穏の原因を可能なかぎり取り除き，環境や心身を整えることで不穏になりにくい状況をつくる必要がある。

生活援助：不眠の改善
心理療法：ストレスの緩和，不快刺激の軽減

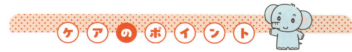

ケアのポイント

POINT 1　不穏時はこども自身と家族の安全を確保する

- 転倒・転落などの危険やけががないように見守る。
- 不適切な行動をなだめようとすると興奮することがあるため刺激しない。
- こどもや家族がけがをするおそれがあるときの対応を家族と考えておく（支援機関への連絡，内服薬の使用，クールダウンできる場所の確保など）。

POINT 2　不穏になりにくい環境を整える

- 睡眠時間を十分に確保して睡眠習慣が不規則にならないようにする。
- 不慣れな環境での睡眠，ストレスを避け，夜間の尿意や騒音・光などの刺激を減らす。

内分泌系

1 月経異常

病　態

重症児では，中枢神経系の障害，抗てんかん薬などの薬物投与や栄養状態により思春期発来や月経に異常を認めることがある。

1 月経異常の種類

① **無月経（原発性・続発性）**：月経がない状態。先天的な問題など，月経がまったくないものを原発性といい，以前は月経があり，妊娠していないのに3カ月以上月経がないものを続発性という。

② **思春期発来の異常**：通常，女児は10歳ころ，男児は12歳ころより思春期の変化が出る。思春期早発は，それらが2〜3年以上早く出現する。思春期遅発は女児では13歳ころ，男児では14歳ころまでに思春期の変化がみられない。

③ **月経不順（周期・持続日数・経血量の異常）**：正常な月経周期は25〜28日，1週間程度のずれはほとんど問題ないが，この範囲よりも短くなったり長くなったりする状態

④ **機能性子宮出血**：子宮に明らかな異常が認められないが起こる月経，妊娠以外の出血

⑤ **機能性月経困難症**：子宮や卵巣に明らかな異常が認められない場合の月経痛

2 重症心身障害児の特徴

重症児は，月経困難症状に対して言葉で苦痛を訴えることは難しく，てんかん発作が誘発されることもある。基礎疾患の治療薬である抗てんかん薬や筋弛緩薬，鎮静薬などの影響で，痛みや不快に対する反応そのものが弱くなっている可能性も考えられ，月経随伴症状（筋緊張亢進や顔面紅潮，発熱，頻脈，不穏など）を鑑別しづらい。

主な誘因と症状

主な誘因
● 中枢神経系の障害
● 抗てんかん薬
● 低栄養
● 甲状腺機能異常

主な症状
● 無月経，月経不順，思春期発来の異常
● 月経随伴症状：筋緊張亢進，嘔気・嘔吐，顔面紅潮，発熱，頻脈，呼吸障害，てんかん，消化吸収異常

主な治療

- 鎮痛薬：月経随伴症状をよく観察したうえで，鎮痛薬を使用する。
- 低用量ピル：副作用として血栓のリスクがあり，定期的な採血でDダイマーの値を確認する。

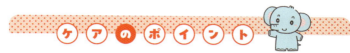

月経周期や月経の有無，月経随伴症状を照らし合わせ，不快になっている原因を取り除くように努める。

POINT 1　月経周期を見極める
- 基礎体温を測り，周期的な体調変化の観察に努める。

POINT 2　月経随伴症状を緩和する
- 筋緊張が緩和しやすいポジショニングを整える。
- 月経周期に合わせた予防的な屯用薬使用について医師や家族と検討する。
- 腹部の温罨法を行う。
- 安心できる環境をつくる（ベッド内の環境だけでなく，こどもが好きなものや落ち着くものでこころの安寧を図る）。

内分泌系

2 思春期早発症

病　態

　思春期早発症とは，二次性徴が通常の2〜3年以上早く出現し，その結果，身体発育，心理社会的発達に影響が生じることである。男児では9歳未満，女児では7歳6カ月未満で二次性徴を認め，検査値と合わせて診断される。思春期早発症の主な症状を表1に示す。

表1　思春期早発症の主な症状

男児	女児
● 9歳までに精巣（睾丸）発育 ● 10歳までに陰毛発育 ● 11歳までに脇毛，ひげの発育，変声	● 7歳6カ月までに乳房がふくらみはじめる ● 8歳までに陰毛，脇毛の発育 ● 10歳6カ月までに初潮発来

　思春期早発症は，大きくは視床下部-下垂体機能障害による中枢性思春期早発症と，頭蓋内病変などの基礎疾患のない特発性思春期早発症に分類される。下垂体から精巣・卵巣を刺激する黄体化ホルモン（LH），卵胞刺激ホルモン（FSH）の分泌促進，さらに，男児ではテストステロン，女児ではエストロゲンの分泌亢進を認める（図1）。

　思春期が早く発来して問題となることは，急速にからだが成熟し，身長の伸びが止まることである。また，年齢不相応な思春期徴候（月経など）があるとこどもの心理社会的問題が生じやすい。

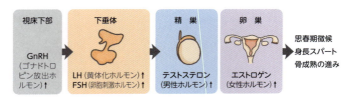

図1　思春期早発症の原因
（日本小児内分泌学会：病気の解説；思春期早発症．をもとに作成）

重症心身障害児の特徴

　重症児では，中枢神経障害が背景にあるため，中枢性思春期早発症を生じることがある。特徴として，男児よりも女児に多い傾向にある。低年齢で二次性徴が発現した場合，家族の戸惑いも大きい。診断基準の一つに身長促進の程度をみることもあるため，定期的に身長を測定することが好ましい。

主な治療

【過剰な性ステロイド分泌を年齢相当に抑制する薬物治療】

ゴナドトロピン放出刺激ホルモン（GnRH）アナログ製剤の投与。GnRHが持続的に投与されることで、LH、FSHの分泌が抑制される。

投与方法：原則4週ごとに1回30～90μg/kgを皮下注射する（リュープリン®は上腕、腹部、殿部のいずれかの部位に皮下注射する）。

注意点：初回投与10日前後に性器出血を認めることがあるため、女児の家族には性器出血が起こる可能性について説明する。治療が長期にわたる場合は、骨密度の低下に注意が必要である。

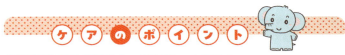

POINT 1　思春期早発症の症状がないか観察する

- 清拭などの全身の観察が可能な際に、陰嚢の大きさや乳房のふくらみについても観察し、異常を早期に発見する。

POINT 2　観察の際のこどもや家族の羞恥心、症状出現時の戸惑いに配慮する

- 幼少時期に思春期早発症の症状を家庭で認めた際、外来受診時に家族が医療者に言いづらい可能性がある。思春期早発症の情報提供を家族へ行い、問診する際には「全員に聞いていること」などと伝え、特別なことではないように配慮する。
- 視診する際には家族の同席、最低限の複数の医療者らで行い、カーテンで隔離するなどプライバシーに配慮する。

POINT 3　注射部位の異常の予防と定期受診の状況を確認する

- 注射部位に発赤・硬結が生じることがある。これらの強い症状を避けるため、同一部位に注射しない。
- 注射した皮下に薬物をとどまらせ、徐々に放出される徐放性の薬剤である。効果に影響するため、注射部位をもんだり、圧迫したりしない。
- 硬結部分に発赤・腫脹や痛み、排膿や潰瘍がないか観察する。このような症状が出たら医師や看護師に伝えるように説明する。
- 薬物治療中は、毎月の身長・体重の推移や性ホルモン値、骨年齢の評価などで投与量の調整がされる。そのため、定期的に受診するように説明し、受診時には身体計測を実施する。

POINT 4　骨密度低下に対する骨折予防

- GnRHアナログ製剤の投与が長期にわたり行われている場合、骨密度が低下するリスクがある。体位変換や移動時などに愛護的なケアを行う。

内分泌系

3 甲状腺機能異常

病　態

　甲状腺で合成・分泌される甲状腺ホルモンは，こどもの成長・発達に欠かせないホルモンである。

　甲状腺機能異常は，大きくは甲状腺機能亢進症と甲状腺機能低下症に分類される。

　甲状腺機能亢進症は，甲状腺ホルモンが過剰に分泌された状態である。甲状腺機能亢進症を認める疾患の70 ～ 80%がバセドウ病である。症状は，頻脈，発汗過多，手指振戦，体重減少，落ち着かないなどがある。

　甲状腺機能低下症は，甲状腺ホルモンが不足する疾患である。その原因はさまざまあり，症状は，元気がない，便秘，皮膚の乾燥，寒がり，多毛，徐脈，身長の伸び率の低下などがある。

重症心身障害児の特徴

① 抗てんかん薬による甲状腺機能低下症

　一部の抗てんかん薬においては，甲状腺機能低下症の副作用があることが知られており，重症児は多剤にわたる抗てんかん薬を服用していることも多く，甲状腺機能低下症の症状に注意が必要である。

② 低T3症候群と栄養状態の評価

　抗てんかん薬服用の有無にかかわらず，甲状腺ホルモンのFT3のみ低値となる低T3症候群があり，飢餓状態や消耗性疾患（重症感染症，がん，肝不全など）が誘因となることがある。上記の検査結果を認めた際には，栄養状態を評価し，適切な栄養設定であるか検討する。セレンやヨウ素の不足は甲状腺機能低下症を招くことがしばしばある。経腸栄養剤の多くにセレンやヨウ素は含有されていない。重症児は経腸栄養剤を使用していることが多く，セレン・ヨウ素の微量ミネラルが不足しやすい。微量ミネラル・カルニチン補給飲料や食品，薬剤による補充がされることが望ましい。

③ いつもとの違いに注意する

　甲状腺機能低下症の症状である低体温，便秘，徐脈などは，ほかの要因でも起こる症状であるため，血液検査の結果と併せて，常日頃のこどもの状態から変化はないか，家族と情報共有を行う（例：徐脈が目立つようになってきた，皮膚が乾燥しやすくなってきたなど）。

主な治療

1 薬物療法

【甲状腺機能低下症】
- 甲状腺ホルモン薬：レボチロキシンナトリウム（チラージン®）
- 微量元素の補充：セレン（院内製剤で処方），ヨウ化カリウム，ヨウチレン®

【甲状腺機能亢進症】
- 抗甲状腺薬：メルカゾール®，プロパジール®

2 その他

【甲状腺機能亢進症】
- 外科治療

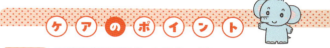

POINT 1　甲状腺機能低下症・亢進症の症状を早期に発見する

- 甲状腺機能低下症・亢進症とも，重症児においてほかの要因でも観察される症状である。いつものこどもの状態について把握・記録し，家族と情報共有する。

POINT 2　栄養状態を定期的に評価し，栄養方法を検討する

- 特定の栄養素の不足により甲状腺機能低下症を引き起こす可能性がある。とくに，経腸栄養剤単独の場合に微量ミネラルが不足しやすい。皮膚と髪の毛の状態を観察し，体重やバイタルサインの測定などにより栄養不足が疑われる際は，多職種で栄養状態を評価し，適切な栄養量，投与方法を検討する。
- 胃ろうがある場合，ミキサー食も検討する。

POINT 3　薬剤の併用に注意し，適切な服薬を行う

- レボチロキシンはアルミニウム含有制酸薬，鉄剤などとの同時投与により，吸収が遅延または減少する。併用している場合には，アルミニウム含有制酸薬はレボチロキシン投与の前後4時間，鉄剤では前後2時間は投与を避ける。

内分泌系

4 成長ホルモン異常

病　態

　　成長ホルモンは下垂体前葉から分泌され，1日の分泌量の約70％が入眠後に分泌される。成長ホルモンは肝臓でインスリン様成長因子−1（IGF-1）という成長因子をつくらせ，軟骨細胞に働きかけて骨を成長させる。成長ホルモンの分泌が不足した場合，骨の成長が促進されづらいため，低身長となる。成長ホルモンがほとんど分泌されない重症型の場合，成人後にメタボリックシンドローム様の異常を認める。成長ホルモンの分泌が過剰になった場合は高身長を示し，奇形症候群を伴う場合，過成長症候群と呼ばれる。代表的疾患として，ベックウィズ・ヴィーデマン症候群，ソトス症候群などがある。

こどもの特徴

　　重症児は，広範囲に脳障害があることが多く，下垂体機能障害を要因として成長ホルモン分泌の低下を生じる可能性がある。また，睡眠・覚醒のリズムが障害されやすく，睡眠障害により成長ホルモンの分泌が不良となるリスクがある。一方で，成長ホルモンの分泌は良好に保たれているが，栄養障害によるIGF-1の合成低下があることが知られており，IGF-1の不足により成長への作用が不良となる。

　　こどもの基礎疾患に子宮内胎児発育遅延がある場合がある。これを原因とし，低身長となるケースがあり（SGA性低身長），成長ホルモン治療の対象となることがある。

主な治療

　　成長ホルモン分泌不全に対して注射治療を行う。成長ホルモンの規定量を週6～7回に分けて皮下注射する。在宅自己注射となる。製剤は開封前は凍結を避け冷蔵庫（2～8℃）で保管し，使用開始後は速やかに冷蔵庫に入れ，35日以内に使用することを説明する。また，注射製剤キットの使用方法，皮下注射方法，注射部位を毎日変更することなども説明する。

　　脊椎側彎症のあるこどもに成長ホルモン療法を行うと，側彎の程度が強くなることがあるため，医師との相談が必要である。

症状別ケアのポイント

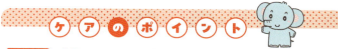

ケアのポイント

POINT 1 成長ホルモン分泌が保たれるように睡眠・覚醒のリズムを整える

成長ホルモンの多くが睡眠中に分泌されるため、まとまった睡眠時間が確保されるように日常生活を整える（p148「入眠ケア」参照）。また、注射は就寝前に注射するのが望ましい。

POINT 2 成長ホルモン治療の効果を高める

成長ホルモンが十分に分泌されていても、栄養障害があるとIGF-1が十分に産生されず成長が促進されない。成長ホルモン治療が検討されるときは、こどもの栄養状態も評価し、必要な栄養量を検討する。

POINT 3 成長ホルモン治療による副作用の早期発見と予防と痛みの緩和

同一部位に注射をしていると皮下脂肪がへこむことがあるため、注射部位は毎回変えるように説明する（図1）。

頭痛や嘔気、けいれん、視力障害、骨や関節の痛みが生じることがある。これらの症状はほかの要因でも誘発されることも多い。また、痛みや不快な症状について、こどもは言葉で訴えることが難しいため、脈拍数などの生理的指標も観察する。症状が現れた際や痛みが長く続く場合には、担当医に相談するように説明する。

冷蔵庫から薬剤を取り出した直後は冷たいため、注射時に痛みを強く感じることがある。注射の少し前に冷蔵庫から取り出してから注射すると、痛みが緩和されることを説明する。

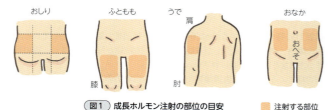

図1 成長ホルモン注射の部位の目安　　■ 注射する部位

POINT 4 治療の継続を支援する

注射治療の効果は日単位で現れるものではなく、何カ月か続けた後で効果がわかる。長期間の治療が必要であり、その間に「思ったように身長が伸びない」など不安が生じやすい。1カ月で身長が伸びていなくても心配いらないことなどを説明し、こどもや家族と対話して治療の継続を支援する。血液検査、尿検査、X線検査を定期的に行い、治療による副作用の早期発見を図る。また、定期的に身長と体重を測定し、成長曲線に記録することを説明する。

消化器系

1

嘔　吐

病　態

1 病　態

　嘔吐の原因には，脳の延髄にある嘔吐中枢が刺激される場合と，胃食道逆流症や腹圧の上昇など物理的な逆流により生じる場合がある。嘔吐中枢を刺激するのは，①薬物やケトン体など有害物質による化学受容器引金帯への刺激，②内耳の前庭迷路や消化器系の炎症などによる迷走神経の過剰な刺激，③頭蓋内圧亢進や脳腫瘍など物理的な圧迫刺激がある。

2 症　状

1）吐物の性状
- 食物残渣様嘔吐：胃から口側での異常が考えられる
- 胆汁性嘔吐（黄色〜緑色）：十二指腸より先での閉塞の可能性がある
- 糞便様嘔吐：小腸や大腸の閉塞で生じる
- 血性嘔吐：真っ赤な血であるときには胃の入口から口側での出血の可能性があり，茶色がかったコーヒー残渣様の場合は血液が胃液に長く接触し，酸化することにより生じる。3歳ころまでは胃酸のpHが成人に比べ高く，コーヒー残渣様になりにくいため注意が必要である

2）嘔吐の仕方
- 噴水状の嘔吐：胃の出口である幽門部の狭窄が疑われる
- 嘔気がなく突然の嘔吐：頭蓋内圧亢進症状の可能性がある

3 こどもの特徴

- 抗重力姿勢の経験が少なかったり，液状の栄養剤を少量ずつ投与している重症児の場合，胃体部が成長しづらく，胃底部に内容物が貯留しやすい，胃の容積が小さいなどにより嘔吐しやすい。
- 側彎症による消化管の通過障害により，胃内容物の停滞や逆流により嘔吐が生じる。
- 呑気による腹部膨満，筋緊張亢進やてんかん発作による腹圧の上昇が嘔吐の要因となる。
- 咳嗽反射が弱い重症児は嘔吐により，胃酸を含む吐物が気管内に入り化学性肺炎となるリスクがある。
- 脳室腹腔シャントの機能不全や経鼻経管・胃ろうなどのチューブトラブルなどデバイスにより嘔吐が引き起こされることがある。
- 自らの意思がうまく訴えられない状況や，感覚遊び，口腔や咽頭の不快感に対して，指や手を咽頭に入れ自ら嘔吐を誘発することもある。

症状別ケアのポイント **III**

消化器系

嘔吐

主な誘因と症状

主な誘因

【消化器系】
- 胃食道逆流症
- 食道裂孔ヘルニア
- 胃運動（貯蔵能・排泄能）の低下
- 呑気症
- 過剰な経口摂取や注入
- 消化管の狭窄や閉塞（便秘，側彎症，腸捻転，イレウスなど）
- 十二指腸通過障害（るいそう）
- ウイルス性胃腸炎，膵炎，虫垂炎
- 胃ろう先端の十二指腸への嵌頓（ボールバルブ症候群）
- 経管栄養による喉の違和感

【頭蓋内圧の亢進】
- シャント機能不全，水頭症の悪化
- 頭蓋内出血，脳腫瘍など脳内を占拠する病変
- 髄膜炎

【電解質や代謝の異常】
- 代謝性アシドーシス
- 低ナトリウム血症
- 中毒

【循環器系】
- 心不全，心筋炎
- 敗血症

【その他】
- 自己刺激（感覚遊びなど）

随伴症状

【消化器系】
- 逆流性食道炎
- 栄養障害
- 下痢
- 腹痛

【循環器系・電解質】
- 脱水
- 低血糖
- 代謝性アルカローシス

【呼吸器系】
- 吐物の誤嚥による化学性肺炎
- 窒息

【中枢神経系】
- 筋緊張の亢進
- 電解質喪失によるけいれん
- 胃腸炎関連性けいれん

【その他】
- 発熱

主な治療

1 原因へのアプローチ

- **シャントの感染・機能不全**：「V-Pシャントの異常」（p31）参照
- **消化管閉塞**：イレウスチューブなどによる消化管の減圧，脱水の補正，緊急手術（絞扼性イレウス）
- **胃・十二指腸の通過障害**：腸ろう（PEG-J）やEDチューブから十二指腸・空腸への栄養剤の投与
- **胃食道逆流症**：「胃食道逆流症」（p66）参照

2 脱水の対応

経腸もしくは経静脈的な補液を行う（p75「脱水」参照）。

下痢

便秘

低血糖

ダンピング

胃食道逆流症

53

3 嘔吐に使用する主な薬剤

制吐薬：嘔吐中枢が刺激されている場合に使用（ナウゼリン®，プリンペラン®）

※錐体外路症状の頻度が高く，乳児にはあまり推奨されていない。
※経口・経管からの投与が難しい場合，ナウゼリン®の坐薬を使用する。

漢方：五苓散

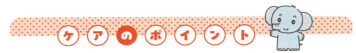

POINT 1　吐物の誤嚥・窒息を予防する

- 嘔吐時は上体を起こす，顔を横に向けるなどして吐物の誤嚥を防ぐ。こどものからだを揺らすと嘔吐をさらに引き起こすことがあるため，体位を整えたらあまり動かさないようにする。
- 口腔内や咽頭部に残った吐物は吸引する。吸引により嘔吐をさらに誘発する可能性があるため，頻回な吸引や咽頭より奥にチューブを挿入しない。

POINT 2　嘔吐の原因を検索し，除去もしくは改善策を図る

- 緊急で対応すべき脳神経や代謝性の他症状がないか観察し，疑われる場合は医療機関の受診など対応する。
- 食事や注入中・後に嘔吐がある場合は，食事の内容や注入の量・速度，ポジショニングが嘔吐の要因となっていないか確認する（p66「胃食道逆流症」参照）。
- 胃食道逆流症や食道裂孔ヘルニアが疑われる場合は，半固形の栄養剤への変更やミキサー食の併用などを検討する。
- 嘔吐により筋緊張亢進やてんかんに対する薬剤の安定的な投与ができずに，筋緊張亢進・てんかんが増悪し，さらに嘔吐するなど悪循環となる。薬剤の投与時間・経路も検討する。
- 手を口に入れる行動がある場合には，こどもが何を訴えようとしているか見極める。こどもの不快を減らしたり，ほかの感覚遊びを取り入れるなどして，気をそらす。
- ウイルス性胃腸炎では，病初期に嘔吐と発熱があり，続いて下痢が始まる。感染性が強いため，家庭内や施設内での感染対策に留意する（p55「下痢」参照）。

POINT 3　排便コントロールを行い，嘔吐を予防する

- 重症児や消化管疾患をもつこどもは腸の動きが弱かったり，側彎症などの影響で腸管が狭窄していることもある。嘔吐の予防には排便コントロールが欠かせない（p58「便秘」参照）。

POINT 4　発育・栄養状態をアセスメントする

- 繰り返す嘔吐で発育障害をきたしていないか，身長・体重を定期的に測定する。
- 身長や体重は成長曲線などを活用し，発育状態を把握する。一般的な成長曲線上で評価するのではなく，曲線が平坦になったり，右下方へと向かっていないかなどを評価する。体重増加不良は急性の栄養障害，低身長は慢性の栄養障害が疑われる。

消化器系

2

症状別ケアのポイント　III

下　痢

病　態

　下痢とは，便の中の水分が増加し泥状便や水様便の状態で排便回数が増加した状態である。便性や排便回数は個人差があるため，こどものいつもの状態と比較する。

　下痢の主な病態を表1に示す。

表1　下痢の病態

種　類	機　序	代表的な疾患や要因
浸透圧性下痢	食べたり，注入されたものの浸透圧（水分を引く力）が高く，腸での水分の吸収がされず，腸管からの水分が漏れ出る	乳糖不耐症 経管栄養剤の投与
分泌性下痢	細菌感染やホルモンバランスの異常により消化管粘膜からの分泌が亢進する	細菌感染 食物アレルギー
腸管運動異常による下痢	腸の蠕動運動が速くなり水分が吸収されない 腸蠕動が弱く便が停滞することでの細菌の異常増殖により，分泌性下痢が引き起こされる	過敏性腸症候群 甲状腺機能亢進症
滲出性下痢	腸管の炎症により，血液成分や細胞内の液体が腸粘膜から染み出る。また，炎症により水分の腸管への吸収も妨げられる	潰瘍性大腸炎 クローン病

こどもの特徴

● 経腸栄養剤を使用している場合，栄養剤の種類や投与経路，投与速度が影響し，下痢が生じる。また，経腸栄養剤は微量元素が欠乏しやすく，亜鉛不足により下痢を生じることもある。

● 乳糖不耐症や脂肪吸収障害により，栄養剤の組成がこどもに合っておらず，下痢を引き起こしていることもある。

● 抗菌薬の使用頻度が高く，腸内細菌叢が乱れやすく，慢性的な下痢を生じやすい。

● 原疾患であるヒルシュスプルング病類縁疾患や短腸症候群，慢性偽性腸閉塞などでは水分吸収をできる腸管に限りがあり，下痢となる。経腸からの栄養吸収に限りがあるため，在宅中心静脈栄養法を用いることが多い。長期間腸管を使用していない場合には，小腸の絨毛が萎縮したり成長していないため，経腸栄養を再開しても吸収ができず，下痢となる。

主な誘因と症状

主な誘因

【経腸栄養剤に関連するもの】
- 投与速度が速い
- 栄養剤の浸透圧が高い
- 栄養剤の温度が低い
- 腸ろうなど胃を通さない投与経路

【食物や栄養剤への反応】
- 乳糖不耐症
- 食物アレルギー
- 食物繊維が多すぎる
- 脂肪吸収障害

【感染症】
- 急性ウイルス性胃腸炎（ノロウイルス，アデノウイルス，ロタウイルスなど）
- 細菌性腸炎（腸管出血性大腸菌など食中毒，病院や施設に多いクロストリジウム・ディフィシルなど）

【薬剤性】
- 下剤の使用
- 抗菌薬の使用

随伴症状

【循環器系】
- 脱水やそれに伴うショック

【消化器系】
- 腹痛，嘔吐，食欲低下，腹部膨満，痔核
- 栄養障害

【皮　膚】
- アルカリ性の下痢便による皮膚炎
- 皮膚炎に伴う疼痛

主な治療

■1 下痢に対する主な薬剤

整腸剤：プロバイオティクス，ミヤBM®，ラクツロースなど
止痢剤：塩酸ロペラミド（麻痺性イレウスの危険があるため，慎重に使用する）

■2 脱水の補正

経口・経腸：経口補水液，内服用電解質剤（ソリター-T配合顆粒3号）など
経静脈：等張液（生理食塩液，リンゲル液）

■3 原因物質の除去

乳糖不耐症：乳糖を含む食品の除去，栄養剤の変更

■4 消化吸収機能の障害を補う

経静脈栄養：中心静脈カテーテルからの高カロリー輸液，補正液，必須脂肪酸の投与
栄養剤：消化態栄養剤や成分栄養剤など
※中心静脈栄養が主な栄養法であっても，腸管をできるだけ使うことで，残存している腸管機能の維持・向上に努める。

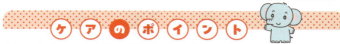

POINT 1　こどもの脱水を見逃さないようにする（p75「脱水」参照）

- こどもは発汗や流涎過多，口・鼻腔・気管の分泌物の増加など脱水になりやすい。さらにこどもが自ら口渇を訴えられないことが多いため，下痢により脱水に陥りやすい。
- 脱水の徴候は末梢の循環〔手足の冷たさ，毛細血管再充満時間（CRT），手足のチアノーゼなど〕に現れやすい。脱水から循環不全によるショックに陥らないよう，経口補水液や輸液による補正を行う。

POINT 2　肛門周囲の皮膚をケアする（p72「失禁関連皮膚炎」参照）

- おむつ交換の頻度を増やし，尿や便などで汚れたおむつに接している時間を減らす。
- お尻拭きなどでの拭き取りは避け，便は濡れた脱脂綿などでつまみ取るようにする。
- 便が付着する機械的刺激を軽減するために，油脂性軟膏（亜鉛華軟膏など）で皮膚を覆い，排泄物が皮膚に直接触れないようにする。油脂性軟膏についた排泄物はつまむように取り，1日1回はベビーオイルなどで軟膏を除去し，泡立てた石鹸でやさしくなでるように洗う。洗った後の水分はこすらず，押し拭きをする。

POINT 3　経腸栄養剤の投与について見直す

- 下痢が生じやすい場合には，経腸栄養ポンプなどを使用して投与速度を一定にする。
- 栄養剤の温度は常温に戻して注入をする。
- 半固形化栄養剤やミキサー食は，消化管の停滞時間を長くすることで下痢の予防が期待できる。こどもの消化機能や日常生活を考慮し，導入を検討する。

POINT 4　周囲への感染拡大に注意する

- ウイルス性胃腸炎は感染力が強く，集団生活で蔓延しやすい。症状が落ち着いた後にも，便からはウイルスが3週間程度排出される。おむつ交換の際に介助者は，使い捨て手袋やエプロンの着用をし，1人の介助ごとに流水と石鹸で手洗いを行う。交換したおむつはビニール袋を二重にして密閉し，破棄する。
- ノロウイルスやアデノウイルスは，アルコール消毒が無効である。感染の疑いがある便がついた場所は0.1％次亜塩素酸ナトリウム消毒液を使用する。また，便が付着した衣類は熱湯などで消毒をし，ほかの衣類とは分けて洗濯を行う。

消化器系

3 便　秘

病　態

1 病　態
便秘とは，本来は体外に排出されるべき便が大腸の中に滞り，以下の症状が引き起こされることである。「排便があるから便秘ではない」と安易に判断することは避ける。

2 症　状
- 排便の回数の減少
- 便が硬くなる，コロコロの便になる
- 排便のために強いいきみをかけなければならない
- 便の漏れ（下剤によるゆるい便が，直腸に滞っている硬い便の横を伝わり頻回に漏れる）

硬い便などの不快な排便が排便我慢を引き起こし，便秘の悪循環（図1）に陥る。

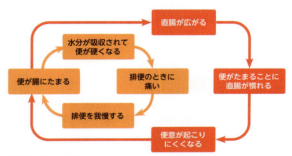

図1　便秘の悪循環

（小児慢性機能性便秘診療ガイドライン作成委員会：こどもの便秘；正しい知識で正しい治療を. https://www.jspghan.org/constipation/files/pamphlet.pdfより転載）

3 こどもの特徴
- 直腸膀胱障害がある場合，便意の感覚が鈍く，便意が消失することでの"すっきりした"感覚の経験が少ない。そのため，排便の感覚と肛門括約筋（締める・ゆるめる），腹圧の協調がうまくできず，直腸に便がたまりやすい。
- 運動障害があるこどもは，腸の蠕動運動が減弱しやすく，筋力が弱いため腹圧もかけづらい。
- 経腸栄養による食物繊維不足，経口摂取量の不足，発汗や痰の増加等による水分不足などにより便が硬くなり便秘をきたす。

症状別ケアのポイント　Ⅲ

消化器系

主な誘因と症状

主な誘因

【腸の蠕動運動の減弱】
- 長期臥床や日中の活動不足
- 抗てんかん薬や筋弛緩薬，抗不安薬などの薬剤

【便の量，水分量の不足】
- 経口摂取の不足
- 唾液や発汗などによる水分の喪失

【直腸や肛門の感覚】
- 不快な感覚の経験（浣腸など）
- 便秘の慢性化による直腸の拡大と感覚の低下

【腸内細菌叢】
- 長期の経腸栄養剤のみの栄養療法
- 抗菌薬の投与

【腸管の物理的狭窄】
- 側彎症などの脊柱の変形

【環境や生活スタイルによるもの】
- 腹圧をかけにくい体位
- トイレ環境の不快（慣れない）
- 就学などによる生活時間の変化
- 夜間の注入やケアなどによる覚醒と自律神経の乱れ

随伴症状

【消化器系】
- 腹部膨満，下腹部の不快感，腹痛，イレウス，嘔吐，食欲不振，栄養障害，裂肛，口臭

【呼吸器系】
- 胸郭運動の制限による低換気

【循環器系】
- 過度のいきみによる血圧の上昇

【中枢神経系】
- 不快な腹部症状による筋緊張の亢進
- 易刺激性（イライラ，かんしゃく）

主な治療

1 便秘に対する主な薬剤

【内服薬】

浸潤性下剤：酸化マグネシウムやモビコール®製剤など

刺激性下剤：ピコスルファートナトリウム製剤，センノシド

腸管機能改善薬：モサプリドクエン酸塩

整腸剤：プロバイオティクス，ミヤBM®，ラクツロースなど

漢方：大建中湯，小建中湯・桂枝加芍薬湯，五苓散など

その他：マルツエキス

【外用薬】

坐薬：テレミンソフト®，レシカルボン®

2 強制排便

- 摘便
- 浣腸，洗腸（経肛門的逆行性洗腸，経腹的洗腸路による順行性洗腸）

嘔吐

下痢

便秘

低血糖

ダンピング

胃食道逆流症

59

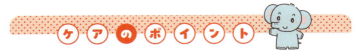

ケアのポイント

POINT 1 イレウスに注意する

- 重症児は便の貯留や腸蠕動運動の低下など便秘が原因となるイレウスになりやすい。
- 嘔吐，腹部膨満，不機嫌や筋緊張の亢進，バイタルサインの変化に注意する。嘔吐の症状が強くなくても，いつもと様子が異なるときには腹部X線などの検査も考慮する。

POINT 2 生活リズムと排便の体位を整える

- こどもの生活を整え，排便のリズムをつくる。夜間の筋緊張のコントロールや不要な注入は避け，副交感神経を優位にすることで朝の腸管運動が促進される。
- 排便時は，肛門が重力と一致する下向きになり，トイレなどでは足を床につけるなど腹圧をかけやすい体位を工夫する。臥位の場合は，上体を起こしたり，膝の下にクッションを入れ腹圧をかけやすくする

POINT 3 腸管運動を促進させる

- 運動機能に合わせた日中の活動や体位（腹臥位，坐位，立位など）を取り入れる。股関節を曲げ伸ばしする舟こぎ体操などふれあい遊びを通して，腸管や腹筋へ刺激を与える。
- 腰背部温罨法や腹部マッサージは腸管運動を促進させるのに有効である。

POINT 4 十分に栄養・水分がとれているか確認する

- 水分摂取量と唾液や発汗，痰の量，排尿量など水分出納を確認する。
- 経腸栄養剤は食物繊維の含有量が少ないことが多いため，市販の食物繊維などの付加を検討する。食物繊維は水分を吸収しやすいため，食物繊維が多すぎることで便のカサが増し，排出されずにイレウスになるリスクがある。付加している食物繊維に対して水分が不足しないよう留意する[1]。
- ミキサー食にすることは便秘のリスクを軽減するともされているが，こどもの病態によっても異なるため，併用に際しては主治医や在宅医と相談をする[2]。

〈文献〉

1) Mosiello G, et al：Neurogenic bowel dysfunction in children and adolescents. J Clin Med 10：1669，2021.
2) Corsello A, et al：Gut dysmotility in children with neurological impairment：The nutritional management. Front Neurol 14：1200101，2023.

消化器系

4

低血糖

症状別ケアのポイント Ⅲ

病　態

1 病　態

　血液中のブドウ糖濃度が60mg/dL以下が低血糖とされる[1]。簡易血糖測定器は血清血糖と10%前後の誤差があり，末梢循環不全があるときには正しく反映されない。

　低血糖は体内での血糖を一定に維持する機構が破綻した状態であり，長く続くことで重篤な脳の後遺症を残したり，死亡することもある。5歳以下の重篤な低血糖は，のちの知的発育に障害を残す可能性もある。

2 症　状

　血糖の低下により，インスリン分泌を抑制するカテコールアミンの作用が出現し，その後，中枢神経障害が生じ，各症状が引き起こされる。

　血糖値と症状はあくまで目安である。とくに低血糖を繰り返している場合，神経原性の反応が鈍くなり，自覚症状が低下・消失していることがある。

3 こどもの特徴

- 糖尿病や代謝性疾患（高インスリン血症，糖原病など）などにより低血糖を引き起こす。とくに就園・就学などにより運動量が増えるときに低血糖のリスクが高まる。
- 1型糖尿病の場合，感染症などによる発熱や下痢，嘔吐などの体調不良により高血糖になりやすい。食事などが摂れない場合には低血糖にもなりやすい。
- 経管栄養の場合，後期ダンピング症候群による低血糖が生じることがある。自覚症状を訴えることが難しかったり，身体所見の客観的評価が難しく低血糖が見逃されてしまうこともある。
- 経腸栄養剤や中心静脈栄養法では，カルニチンが欠乏しやすい。カルニチンの欠乏により低血糖を引き起こすこともある。

主な誘因と症状

主な誘因

【体内のグルコース不足】
- 急性胃腸炎・かぜなどによる摂取不良（ケトン性低血糖）
- 運動量の増加

【肝臓の障害】
- 糖原病（肝臓でのグルコース産生障害）

【糖新生の障害】
- カルニチン欠乏
- 先天性糖新生関連酵素欠損症

【インスリンの過剰分泌】
- ダンピング症候群
- 高インスリン血症

【インスリンの分泌不足】
- 1型糖尿病

主な症状

血糖の値により症状は変化する。値はあくまで目安であり、個人差がある。

【血糖70〜60mg/dL】
- 活気が低下する
- 機嫌が悪い、ぐずる
- 空腹を訴える
- 冷や汗、動悸

【血糖50〜30mg/dL】
- 頻脈、頻呼吸、多量の発汗
- 集中力の低下、ぼんやりする

【血糖30mg/dL以下】
- ウトウト寝て、起きない
- 意識がない、けいれん

主な治療

1 糖質の補給

【経 口】
- すばやく糖分が吸収されるもの：飴玉やラムネ菓子、ブドウ糖入りジュース、グルコース錠など。
- ゆっくりと糖分が吸収されるもの：ビスケット、おにぎり、パンなど。

【静脈内投与】
- 20%ブドウ糖液のワンショット投与、ブドウ糖負荷輸液の投与。

2 重症低血糖

【グルカゴン製剤の投与（筋肉注射、経鼻投与）】
- 点鼻式グルカゴン製剤（バクスミー®）は、意識がないこどもに対して、医療職以外の学校や保育所、放課後等デイサービスなどの職員も、本人に代わり投与が可能である[2]。

3 糖原病

頻回食や糖原病用治療ミルク、消化に時間を要するコーンスターチの投与。

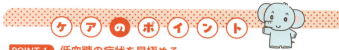

POINT 1　低血糖の症状を見極める

こどもの低血糖の症状は多彩である。乳児など自らで症状を訴えられない場合，家族やケア提供者でこどもに生じやすいサイン（冷や汗，ぐずり，興奮など）を共有し，早期に発見できるようにする。

POINT 2　低血糖のパターンをつかみ，生活を見通す

1日の血糖値を記録し，低血糖になりやすいタイミングなどを把握する。記録から低血糖のときにこどもが感じたこと（空腹感，イライラなど）の自覚や家族が感じた症状について振り返り，下がりやすいタイミングでの補食や症状の早期発見・対応について教育する。また，就園や就学後，運動会の練習シーズンなど活動量が増えることが予測される場合には，補食や治療乳などの量・回数を家族や主治医と検討する。

POINT 3　ダンピング症候群に留意する（p64「ダンピング」参照）

- 経管栄養では，注入後2〜3時間に低血糖となる後期ダンピング症候群を引き起こすことがある。十二指腸や空腸へ直接注入している場合，後期ダンピング症候群のリスクが高い。
- 経管栄養の注入中や注入後のこどもの体調の変化に注意する。筋緊張亢進やてんかん発作，不穏な症状がある際には低血糖の可能性があるため，血糖の測定を行う。また，体調変化が読み取りにくいこどもは，心拍数などのモニタリングを行い異常の早期発見を行う。

〈文献〉

1) Alberto C, et al：An overview of hypoglycemia in children including a comprehensive practical diagnostic flowchart for clinical use. Front Endocrinol (Lausanne) 12：684011, 2021.
2) こども家庭庁，文部科学省：学校等における重症の低血糖発作時のグルカゴン点鼻粉末剤（バクスミー®）投与について．2024.
https://www.mext.go.jp/content/20240131-mxt_kenshoku-000031776_1.pd

消化器系

5 ダンピング

病　態

　未消化の食物が胃に貯留されず，すぐに小腸に流入することによって起こる血管運動障害に基づく症状であり，ダンピング症候群といわれている。症状の出現により，早期ダンピング症候群，後期ダンピング症候群に分類される。

1 ダンピング症候群の種類

① 早期ダンピング症候群（食後30分）

【病　態】
- 栄養剤が急速に小腸に流れ込むことで，血管から腸管へ水分が移動し，腸運動の亢進，血管運動神経反射が起こる。その結果，循環血流量と脳血流量の低下が起こる。
- 空腸が急激に拡張することで腹痛を起こす。

【症　状】
- 頻脈，動悸，血圧低下，ふらつき，顔面紅潮，顔面蒼白，腹痛

② 後期ダンピング症候群（食後2～3時間）

【病　態】
- 栄養剤が腸管で急速に吸収されることで血糖が急激に上昇し，その後，インスリンが過剰に分泌され，反応性低血糖となる。

【症　状】
- 冷や汗，元気がない，ぐったりする，意識低下，顔面蒼白，嘔気，低血糖

2 こどもの特徴

- 摂食嚥下障害がある場合，経腸栄養を併用することが多い。胃への注入であっても液状の栄養剤を使う場合には，胃の停滞時間が短くなることから，急速に十二指腸や空腸に排出されるために，ダンピング症候群をきたすことがある。
- 胃食道逆流症の程度により，空腸/十二指腸，腸ろう栄養を行うことがあるため，直接腸管に栄養剤が注入されることにより，ダンピング症候群を起こすことが多い（p61「低血糖」参照）。

主な誘因と症状

主な誘因

【小腸への急激な流入】
- 液体栄養
- 経鼻経管栄養
- 胃ろう栄養
- 胃ろうバルーンによる胃の内腔の狭窄
- 幽門部に近い胃ろうの造設
- 胃ろうやPEG-Jからの栄養

【腸液の過剰分泌による腸管拡張】
- 浸透圧の高い栄養剤

【からだの適応によるもの】
- 胃ろう造設早期

主な症状

- 頻脈
- 血圧低下
- 顔面蒼白
- 冷や汗
- ぐったりする
- 意識低下
- 嘔気
- 不快による筋緊張の亢進
- 動悸
- ふらつき
- 腹痛
- 元気がない

【ダンピングが続くと】
- 下痢
- 貧血
- 栄養障害

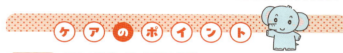

POINT 1　注入の速度・量・回数を調整する

- 経腸栄養ポンプを使用することで、遅い速度での経管栄養を維持できる。
- 1回量を少なくし、回数を増やす。

POINT 2　栄養剤を変更する

- 低浸透圧性経腸栄養剤、半固形状流動食、ミキサー食、食物繊維の摂取に変更する。

POINT 3　胃ろう周囲の観察を行う

- 粘度が高い栄養剤の注入時は胃内へ過剰な圧がかかり、胃ろう周囲からの漏れや、胃ろう周囲の皮膚トラブルが起こりやすい。胃ろう周囲から経腸栄養剤が漏れるときは注入速度を遅くする、経腸栄養剤を半固形化するなど工夫する。

POINT 4　食事環境を整える

- 経腸栄養ポンプを使用する場合は、食事時間が長時間となるため、こどもの拘束時間やポジショニングの検討を行う。

POINT 5　こどもの不快症状を読み取る

- こどもは症状を訴えることが難しく、発見が遅れ重篤化することがある。栄養剤の注入後は表情や心拍数、発汗などの様子を丁寧に観察する。必要時、モニター管理を行い、心拍数の変化の観察を行う。
- 症状出現時は血糖測定を行うことでダンピング症候群の早期発見となる。
- 胃ろう造設後は胃からの排出時間が短縮するため、症状の出現に注意する。

消化器系

6

胃食道逆流症

病　態

1 病態生理

　胃内容物が食道に逆流する現象を胃食道逆流症という。通常，逆流が起こらないように下部食道括約筋（LES）が砦の役割を果たし，食道裂孔周辺の横隔膜筋束，下部食道輪状筋，胃噴門部斜走筋，横隔食道靱帯などが連動でLES圧を維持している。LESの一過性弛緩（TLESR）による胃食道逆流は，通常でも「げっぷ」としてある程度生理的に起こる反応である。しかし，過度な胃食道逆流はさまざまな合併症を起こす。

2 こどもの特徴

　胃食道逆流症により栄養摂取が不十分となり，体重増加不良などの栄養障害を引き起こす。食道裂孔ヘルニアとなっていることもあり，胃食道逆流症の原因の一つとなっている。

主な誘因と症状

主な誘因

【正常なLES圧が保てない】
- 神経筋障害　● 麻痺　● 自律神経障害
- てんかん　● 側彎　● 体幹の変形

【胃底部に胃内容物がたまる】
- 胃体部の発育不全　● 胃軸捻転
- 胃の偏位　● 食道裂孔ヘルニア
- 胃ろう造設　● 胃ろう・バルーンの位置
- 長時間の臥床

【消化管運動障害】
- 寝たきり　● 運動障害
- 筋弛緩薬　● 抗てんかん薬

【腹圧上昇】
- 慢性便秘　　　● 上腸間膜動脈症候群
- 十二指腸狭窄　● 筋緊張の亢進

【胸腔（縦隔・食道）内圧の低下】
- 喉頭軟化症　● 声門下狭窄　● 気管狭窄

【誤　嚥】
- 摂食嚥下障害

【その他】
- 心理的嘔吐反射

随伴症状

【消化器系】
- 嘔吐
- コーヒー様胃残
- 胸痛
- 下血
- 哺乳不良

【循環器系】
- 貧血

【呼吸器系】
- 咽頭炎
- 気管狭窄
- 反復性肺炎
- 肺膿瘍
- 喘息発作
- 無呼吸
- 咳嗽発作

【その他】
- 体重増加不良
- 易刺激性
- 中耳炎

主な治療

1 薬物療法
- 胃酸分泌抑制薬：ガスター（もしくはファモチジン），ネキシウム
- 胃蠕動促進薬（六君子湯やモサプリドクエン酸塩）

2 手　術
- 逆流防止術（噴門形成術）
- 胃ろう造設術

3 気道狭窄・閉鎖に対する治療
- 気管切開
- 声門閉鎖
- 喉頭気管分離術

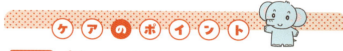

POINT 1　ポジショニングを整える
- 食道胃接合部や胃噴門部は背側に位置し，幽門部は腹側に位置するので，仰臥位にすると胃内容物は食道内に逆流しやすくなり，腹臥位にすると胃の内容物は十二指腸に流れやすくなる。そのため，坐位，腹臥位，深めの側臥位で注入を行うことで胃食道逆流症を予防できるため，こどもの状態によりポジショニングを工夫する（表1）。
- 注入中の喘鳴，咳き込みがある場合は腹臥位とする。もしくは深めの側臥位を行うことで唾液の貯留，誤嚥を予防できる。
- こどもの筋緊張を抑制できるポジショニングを整える。

表1　胃食道逆流症予防のためのポジショニングの工夫

こどもの状態	ポジショニングの工夫
左凸側彎	右側臥位では胃食道逆流が悪化するため，腹臥位に近い左側臥位がよい
右凸側彎	左側臥位より腹臥位のほうが胃底部の通過がよい
胃軸捻転	腹部の屈曲を緩め，腹臥位か腹臥位に近い右側臥位
十二指腸通過障害	腹部の屈曲を緩め，腹臥位か腹臥位に近い左側臥位

POINT 2　腹部の状態を観察する
- 腹部膨満感や腸管の動きが悪いと経腸栄養剤の胃内停滞時間が長くなり，胃食道逆流が起こりやすくなるため，腹部膨満・腸蠕動音の確認を行う。

POINT 3　腹部のケアを行う

- 消化管運動を正常に保つために,こどもの状況に応じて浣腸,脱気を行う。空気嚥下が多いなどで胃に空気がたまりやすいため,注入前以外でも空気の吸引(脱気)を行う。

POINT 4　合併症の早期発見を行う

- 胃壁を傷つけないように無理のない力でゆっくりと胃の内容物を吸引し,胃残を確認する。
  - 栄養剤や胃液が多量に引ける
    →消化管運動障害がある
  - 褐色性胃残,褐色嘔吐物(血液が胃液と反応して褐色になる)
    →胃からの出血,逆流性食道炎による食道からの出血の可能性がある
  - 黄色,緑色の胃残,嘔吐物
    →消化管運動障害により,胆汁を含む腸液(黄緑色)が胃に逆流している可能性がある
  - 血性胃残
    →血性度が高い場合は破棄することがあるので医師に確認する

POINT 5　こどもの状態に合った食事を工夫する

- 嚥下機能検査を行い,こどもに合った適切な食事形態の内容,栄養剤を多職種と検討する。
- 胃の過度の拡張を防ぎ,十二指腸への通過を促進する方法として,少量頻回の経口摂取と経腸栄養を併用する。
- 栄養剤にとろみ剤を添加する,半固形状流動食やミキサー食に変更することで逆流を予防できる。

POINT 6　嘔気時の対応

- 注入速度を落とす。
- 体位を工夫する。

皮膚・泌尿器系

1

皮膚トラブル

症状別ケアのポイント Ⅲ 皮膚・泌尿器系

皮膚トラブル

脱水

無尿・乏尿

褥瘡

病態

からだに加わった外力は，骨と皮膚表層間の軟部組織の血流を低下，あるいは停止させる。この状況が一定時間持続すると，組織は不可逆な阻血障害に陥り褥瘡となる。

① こどもの特徴

活動性や筋緊張のタイプ，麻痺・側彎・拘縮，治療上必要な姿勢・機器により，リスクの高い部位（皮膚同士の接触部，拘縮による突出部，麻痺部位など）が異なる。知覚麻痺のある部位では気づかぬうちに深部損傷に至る可能性があり，早期発見が重要である。

> 例：弛緩型の筋緊張で下肢が開排位となる→外踝部や腓骨頭部
> 　　車椅子で長時間過ごす→坐骨結節部

② 医療関連機器褥瘡（MDRPU）

医療関連機器による圧迫で生じる皮膚ないし下床の組織損傷である。小児領域では，圧迫創のなかでMDRPUが占める割合が高いとされる。

主な誘因と症状

主な誘因

【圧迫】
● 体動が少ない場合，同一部位に圧迫が加わりやすい

【剪断（ずれ）】
● 体位が崩れることで局所にずれが生じやすい

【摩擦】
● けいれんや不随意運動により摩擦が生じやすい

【皮膚局所の温度・湿度】
● からだが寝具や医療機器と密着し，皮膚温の上昇と湿潤が生じる。組織代謝が亢進し，酸素や栄養素が不足して損傷が起こりやすく，浸軟により耐久性が低下する

主な症状

発赤，びらん，潰瘍形成

【皮膚障害に伴う不快】
● 疼痛や不機嫌
● 知覚麻痺がある場合，自覚症状が乏しく悪化しやすい

【滲出液】
● 周囲皮膚の浸軟（ふやける）
● 滲出液増加による体液の喪失量増加

【感染】
● 感染徴候（発赤・熱感・腫脹・疼痛）の出現
● 悪臭や排膿，発熱
● 敗血症や骨髄炎の併発

【壊死組織】
● 感染の助長

【ポケット形成】
● 難治化

69

主な治療

1 局所治療

① 外用薬（表1）

抗菌作用，肉芽形成/上皮化促進作用，壊死組織融解作用など主剤の作用と，基剤の特徴（吸収・保湿・保水作用など）を併せて選択する。

表1 褥瘡治療に用いる主な外用薬

主剤の効果	商品名	特徴・注意点
抗菌	イソジン®シュガーパスタ	ヨウ素による抗菌。白糖による滲出液吸収・浮腫軽減効果
	カデックス®軟膏0.9%	ヨウ素による抗菌。ポリマーによる滲出液吸収・壊死組織の吸着効果
	ゲーベン®クリーム1%	銀イオンによる抗菌。補水効果による壊死組織自己融解
肉芽形成/上皮化促進	プロスタンディン®軟膏0.003%	滲出液の多い創には不適
	オルセノン®軟膏0.25%	滲出液の多い創には不適
	アクトシン®軟膏3%	滲出液の多い創に適している。冷所保存
	フィブラスト®スプレー	投与部位に悪性腫瘍のある場合は禁忌。冷所保存。開封後2週間以内に使用
壊死組織融解	ブロメライン®軟膏5万単位/g	蛋白分解酵素による壊死組織融解。周囲に過敏症状が現れやすい
	ゲーベン®クリーム1%	銀イオンによる抗菌。補水効果による壊死組織自己融解

② ドレッシング材

「創における湿潤環境形成を目的とした近代的な創傷被覆材」をいい，湿潤環境維持による肉芽形成/上皮化促進作用だけでなく，さまざまな特徴（抗菌/バイオフィルム除去作用，止血作用，剥離刺激の低減化）をもつドレッシング材がある。保険適用のあるものでは創の深さによって適用が区別されている。

③ 陰圧閉鎖療法

創を閉鎖し陰圧をかけることで滲出液を排除して血流を促し，創縮小や肉芽増殖を促進する。

④ 外科的治療

壊死組織の外科的デブリドマン，ポケット切開，皮弁術，植皮術など

2 全身治療

- 必要時，抗菌薬の全身投与

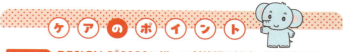

POINT 1 DESIGN-R®2020に沿って創状態を観察・記録する（表2）

- 一般的な好発部位のほか，前述した「こどもの特徴」によりリスクが高いと思われる部位の皮膚状態を観察する。
- 褥瘡が発生している場合には，DESIGN-R®2020の項目「深さ」「滲出液」「大きさ」「炎症/感染」「肉芽組織」「壊死組織」「ポケット」に注目して観察する。

表2 DESIGN-R®2020の評価項目

Depth：深さ	以下から選択 ● 皮膚損傷・発赤なし ● 持続する発赤 ● 真皮までの損傷 ● 皮下組織までの損傷 ● 皮下組織を越える損傷 ● 関節腔・体腔に至る損傷 ● 深部損傷褥瘡（DTI）疑い ● 壊死組織で覆われ深さが判定不能
Exudate：滲出液	● ドレッシング材交換の頻度（1日に何回必要か）で評価
Size：大きさ	皮膚損傷範囲（持続する発赤の範囲も含む）を測定 ［長径(cm)×短径(cm)］
Inflammation/ Infection：炎症/感染	以下から選択 ● 炎症なし ● 局所の炎症徴候 ● 臨界的定着疑い ● 局所の明らかな感染徴候 ● 全身的影響あり
Granulation： 肉芽組織	● 良性肉芽が占める割合（創面の何パーセント程度か）で評価
Necrotic tissue： 壊死組織	以下から選択 （混在している場合は全体的に多い病態をもって評価） ● 壊死組織なし ● 黄色壊死組織 ● 黒色壊死組織
Pocket：ポケット	毎回同じ体位で，ポケット全周（潰瘍面も含め） ［長径(cm)×短径(cm)］から潰瘍の大きさを差し引いたもの

（日本褥瘡学会：DESIGN-R®2020 褥瘡経過評価用．を参考に作成）

POINT 2 外力を低減する（体圧分散マットレスやクッションの使用・体位変換）

- からだを沈め，広い接触面積で支持することで体圧を分散させる。
- 各マットには特徴や適応体重があるため確認し選択する。
- 伸縮性のないシーツを張った状態で使用すると，沈み込みが不十分となるため伸縮性のあるシーツを使用する。
- 側彎や拘縮の強いこどもでは，からだの凹部とマットとのすき間ができ接触面積が狭くなるため，すき間をクッションなどで埋め接触面積を広く確保する。
- 体位変換時以外でも，マットと皮膚の間に手を差し入れたり，両手で頭部や足部を支えあげ，一時的な除圧とずれの解除を図る。

POINT 3 日々のスキンケアを行う

- **保湿**：ドライスキンが目立つようであれば保湿剤の塗布を行う。骨突出部などの褥瘡好発部位では，強く擦り込むことでの剪断（ずれ）や摩擦を避けるため，手の中で保湿剤を柔らかく伸ばしてから皮膚に押しつけるように塗布する。
- **湿潤対策**：通気性のよい衣類・寝具の選択，速やかなおむつ交換・排泄量に見合う吸水力のおむつを選択する。湿潤対策機能のあるエアマットを選択する。

POINT 4 栄養に関するサポートを行う

- 創状態や基礎疾患・体格維持の視点と，身体測定値（体重，骨格筋量，体脂肪量など）や検査値（Alb, Hbなど），食事量，栄養投与量を併せて評価し，サポート内容を考える。

POINT 5 こども・ケア提供者に予防的ケアを指導する

- 除圧・スキンケアについて指導する。
- 除圧動作を自分で実施できる（できそうな）こどもでは，理学療法士による訓練を行う。

失禁関連皮膚炎（おむつ皮膚炎）

病　態

　失禁により排泄物が付着することで皮膚のバリア機能が低下し，さらに洗浄や拭き取り・おむつとの接触という機械的刺激，排泄物の付着という化学的刺激が加わることで生じる皮膚炎である。紅斑やびらん・潰瘍形成を生じることがあり，痛みや瘙痒感など苦痛・不快感が強い。

主な誘因と症状

主な誘因

【バリア機能の低下】
- 尿や便の付着で皮膚は湿潤・浸軟し，角質の結合が弱まり機械的刺激の影響を受けやすく，化学的刺激が侵入しやすい状態となる。頻回な洗浄によるドライスキンもバリア機能低下につながる

【機械的刺激】
- おむつとの接触や洗浄・拭き取りで機械的刺激が生じる

【化学的刺激】
- 便中の消化酵素により角質が損傷する。下痢便は消化酵素が多く刺激が強い
- 尿がアンモニアに分解され皮膚pHが上昇すると，便中の消化酵素活性が上昇し刺激が増す

【その他】
- 生後4カ月ごろから思春期を迎える前はドライスキンとなりやすい
- 月経中は経血でも陰部が汚染され，湿潤しやすい

主な症状

紅斑，びらん，潰瘍形成

【皮膚障害に伴う不快】
- 疼痛，瘙痒感
- 排泄物が付着することで増悪する
- 不機嫌，不眠

【その他】
- 皮膚カンジダ症を併発すると強い瘙痒感が生じる

主な治療

1 局所外用薬

白色ワセリン，亜鉛華軟膏，ジメチルイソプロピルアズレン軟膏などがある。炎症が強い場合，ステロイド外用薬を使用することがあるが，漫然と使用を継続すると皮膚カンジダ症などを招くことがあるので注意する。

2 便性の改善

整腸剤や止痢剤の使用，栄養剤の種類・注入速度を検討する。

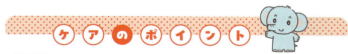

POINT 1　機械的刺激を低減する

- 汚れが落ちにくかったり排便回数が多い場合は，オイルで湿らせた脱脂綿を用いたり温湯で洗い流す。

POINT 2　化学的刺激を低減する

- pH緩衝作用をもつストーマケア用の粉状皮膚保護材を散布する。びらんや潰瘍面に散布すると滲出液を吸収・ゲル化し創面を保護するが，一時的な刺激症状が生じることがある。

POINT 3　ドライスキンを予防する
- 洗浄剤の使用は1～2回/日とし，洗浄後は保湿する。

POINT 4　排泄物の付着を避ける
- 撥水効果のある外用薬（白色ワセリン，亜鉛華軟膏，ジメチルイソプロピルアズレン軟膏など）や皮膜材，保護クリームを利用し，排泄物の付着を避ける。

【亜鉛華軟膏使用時の注意】
- 皮膚色が見えないくらい厚く塗布する。
- びらん面に塗布すると滲出液ではじかれるが，粉状皮膚保護材を散布し吸収・ゲル化させると密着させやすい。
- 排便ごとに落とすのではなく，汚れをつまむように除去し追加塗布する。1回/日はオイルを用いてクレンジングするように落とし洗浄する。

POINT 5　おむつチェックのタイミングを調整してみる
- 排泄のリズム（例：夕方の経管栄養後に下痢しやすいなど）を把握し，そのタイミングでおむつチェックを行う。

POINT 6　軟便用パッドの使用を検討する
- 目詰まりしにくくすばやい吸収が特徴の軟便用パッドを使用する。

---

column

なかなか治らない皮疹は？

皮膚カンジダ症・体部白癬の症状として，紅斑と紅斑辺縁の小膿疱や鱗屑（**写真**参照）がある。鱗屑を乾燥や表皮剥離ととらえてしまうことがあるが，外用薬が異なるため注意が必要である。皮膚同士が擦れ合う部位や陰部など湿潤しやすい部位が好発部位で，顕微鏡検査で診断したうえで抗真菌薬の塗布を行う。診断に至らない場合や予防的ケアとしては，泡立てた石鹸と温湯での洗浄と，水分をしっかりとることを基本とし，抗真菌効果のある洗浄剤の使用なども検討する。

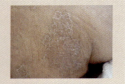

眼球が乾燥しちゃった！

意識障害や麻痺があるこどもでは瞬目や閉眼ができないことがあり，角膜が乾燥し感染や角膜潰瘍につながることがある。人工涙液の点眼や眼軟膏の点入（眼表面に伸ばす），フィルムで眼を覆うなどのケアを行う。眼瞼皮膚は薄くフィルムやテープの剥離でびらんを生じる危険があるため，慎重に剥がし清潔を保つ。古い眼軟膏や汚れが蓄積しないよう人工涙液で洗い流し，眼球を清潔に保つ。

皮膚・泌尿器系

2

脱　水

症状別ケアのポイント III

皮膚・泌尿器系

皮膚トラブル

脱水

無尿・乏尿

病　態

　脱水とは，体液が失われ，必要な水分と電解質が不足している状態である。高張性脱水とは，発汗や水分摂取の低下により，体内から水が多く失われ，体液が濃くなっている状態である。また，低張性脱水とは，急速に細胞外液が失われる状態であり，血清ナトリウム値が低くなる。一般的な脱水症の症状を**表1**に示す。

表1 脱水の症状

	軽　度	中等度	高　度
全身状態 （乳幼児）	● 意識清明 ● 落ち着きがない	● 口渇 ● 落ち着きがないか無気力 ● 過敏	● 無気力 ● 傾眠 ● 冷感，発汗 ● チアノーゼ
全身状態 （学童以上）	● 口渇 ● 意識清明 ● 落ち着きがない	● 口渇 ● 意識清明 ● 体位性低血圧	● 不安 ● 冷感，発汗 ● チアノーゼ ● 筋けいれん
呼吸	正常	深い（速いこともある）	深く速い
皮膚をつまんだときのしわ	すぐに戻る	ゆっくり戻る	著明に遅い
眼窩陥没	なし	あり	著明
発汗	あり	低下/なし	なし
口腔粘膜	湿潤	乾燥	非常に乾燥
尿量	正常	低下し濃縮	乏尿・無尿
毛細血管再充満時間（CRT）	2秒未満	2秒	3秒以上

こどもの特徴

　筋緊張が高く，体温調節が難しいこどもは，体温の上昇，分泌物の増加や，栄養内容の変更などにより嘔吐・下痢を呈し，容易に脱水を起こす。また，大脳の発達が未熟であるため，抗利尿ホルモンの分泌・反応性の低下や腎機能が未熟であることから，尿の濃縮能力が低く，体内の水・電解質の異常をきたしやすい。

主な誘因と症状

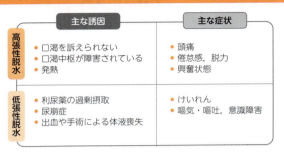

	主な誘因	主な症状
高張性脱水	・口渇を訴えられない ・口渇中枢が障害されている ・発熱	・頭痛 ・倦怠感,脱力 ・興奮状態
低張性脱水	・利尿薬の過剰摂取 ・尿崩症 ・出血や手術による体液喪失	・けいれん ・嘔気・嘔吐,意識障害

主な治療

血液検査での血清ナトリウム値をもとに治療内容を決定する。こどもは,嚥下機能の問題から経口での水分摂取が限られる場合が多い。そのため,脱水を認めるときには,経管または点滴による水分負荷を行う。水分だけでなく,電解質の補充を行う。

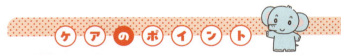

POINT 1 表情の変化や心拍数の変化,筋緊張の亢進の観察を行う

- 言葉でからだの異変を訴えることが困難な場合が多いため,発熱や皮膚状態の変化,生活リズムの変化や精神状態,水分摂取量からこどもの体調を総合的に判断する。
- 筋緊張の亢進や体温調節が難しい場合,汗や排泄物,分泌物の増加により脱水傾向となりやすいため,心拍数の増加の要因を探り,適切な対応(クーリングなど)を行う。
- 脱水によりけいれんやてんかん発作を誘発することがある。

POINT 2 1日の排尿・排便・発汗・分泌物の量を把握しておく

- 排尿に関する特徴やパターンを把握することで,そのこどもにとってのいつもの状態を知り,異変の早期発見につなげる。

POINT 3 排尿・排便の性状や回数・色・においの観察を行う

- 排泄物の性状はこどもの体調変化を把握するうえで重要な情報となる。
- 環境の変化や栄養剤の変更などにより排泄物の性状に変化がないか注意する。

症状別ケアのポイント **III**

ケアの 再 チェック ！

★ バイタルサインの乱れはないか？

➤ 心拍数の増加，呼吸促迫，眼振などけいれん発作の前兆に留意し，早期に対応する。

★ 皮膚状態の変化はないか？

➤ 脱水による口腔内の乾燥，目のくぼみはないかなど皮膚状態の十分な観察を行う。

★ 自律神経の乱れによる活気の低下や不機嫌など，活動量の変化や精神状態の変化はないか？

➤ 機嫌が悪い，落ち着きがないなどいつもと違う様子がないかを十分に観察する。

➤ 声かけによる反応が低い，姿勢保持困難，傾眠傾向など意識レベルの低下に注意する。

➤ 遊びを楽しめないなど反応の変化に留意する。

皮膚・泌尿器系

3 無尿・乏尿

病　態

1 無尿・乏尿の原因

　無尿とは，何らかの原因で腎機能が障害され，尿が完全に生成できなくなった状態をさす。また，乏尿とは，腎臓が障害を受け，1時間あたり（体重×0.5mL）以下に減少した状態である。尿路の閉塞による尿閉とは異なる。

　無尿・乏尿の原因は一般的に3種類に分けられる。

【腎前性】

　体内の水分量の減少（脱水症など），心臓から拍出される血液の量の減少（心不全など），血圧の低下などの原因によって，腎臓を灌流する血液量が高度に減少し，糸球体で濾過される血液量が低下した結果生じる尿量の減少であり，こどもではもっとも多い原因である。

【腎　性】

　腎臓自体が障害を受け，尿の生成ができなくなる状態をさす。原因として腎炎などがあげられる。

【腎後性】

　腎臓より下流の尿管や膀胱，尿道の閉塞によって尿の排泄ができなくなる状態をさす。

2 主な症状

　無尿・乏尿を呈する原因によっても異なるが，腎機能の低下による浮腫，腰背部痛，全身倦怠感，食欲低下，嘔気・嘔吐がみられる。

3 こどもの特徴

　こどもは，上記のほかに成長に伴うからだの変化によって排泄にかかわる神経や脊髄の伝道路，排尿中枢の障害から神経因性膀胱により，無尿・乏尿を呈する場合がある。この場合，蓄尿障害と尿排出障害に分けて考えることが大切である。

【蓄尿障害】

　膀胱の不随意収縮のために膀胱容量が少なくなっている場合，排尿筋・外尿道括約筋協調不全があると充満した尿が行き場を失い，二次性膀胱尿管逆流を生じて腎機能に影響を与える。

【尿排出障害】

　低活動膀胱や排尿筋・外尿道括約筋協調不全があると，残尿を生じ，溢流性尿失禁や尿閉をきたす。残尿は尿路感染症のリスクファクターであり，繰り返す場合には尿路の形態異常や尿路結石を疑う。薬剤の影響で膀胱収縮力の低下による無尿・乏尿をきたすこともある。

症状別ケアのポイント　III

主な誘因と症状

神経因性膀胱による無尿・乏尿の誘因と原因を表1 [1)-4)] に記す。

表1 神経因性膀胱による無尿・乏尿の誘因と原因

誘　因	原　因
① 膀胱の変形	排尿筋・尿道括約筋協調不全で膀胱が高圧状態にさらされると，膀胱壁や肉柱形成，膀胱憩室をきたす。低活動膀胱の場合は，膀胱壁が菲薄化し，巨大膀胱となる
② 上部尿路への影響	膀胱尿管移行部の逆流防止機構が圧により破綻し，二次性膀胱尿管逆流が生じる。放置すれば腎機能の低下をきたす
③ 尿路感染症	残尿や不衛生な環境，大腸菌からの感染がもっとも多い。気道感染に伴って，脱水気味となり尿路感染を併発する場合もある
④ 尿路結石	長期臥床により，尿路結石ができやすくなる。尿流出停滞，尿路感染症，薬物，内分泌・代謝異常，高尿酸血症などを併せもつことが多い

（文献1〜4を参考に作成）

【主症状により引き起こされる随伴症状】
　顔色不良，頻脈や冷や汗，筋緊張の亢進，発熱，嘔吐など非特異的な症状を呈する場合がある。また，嘔気や嘔吐，イレウスを発症することもある。

主な治療

　原因により治療が異なるため，病歴情報や身体所見を考慮して鑑別を行う。腎障害を生じた場合は，それに準じた治療を行う[1)2)]。

1 蓄尿障害
　抗コリン薬の投与を行う。膀胱の不随意運動を抑制させることで，膀胱容量を増加させる。

2 尿排出障害
　尿道抵抗を下げ，排尿効率を上げるためにα受容体遮断薬を用いる。また，高圧排尿により膀胱変形や膀胱尿管逆流現象がみられる場合には，尿道カテーテル留置を行う。

3 上部尿路結石
① 十分な輸液を行う。
② 感染症を併発している場合には，抗菌薬の投与を行う。
③ 泌尿器科により体外衝撃波結石破砕術や経皮的腎破石術，経皮尿道的尿管砕石術を行う。

4 下部尿路結石
① 経過観察となる場合が多い。
② 血尿や尿排出障害の原因となる場合は，泌尿器科と相談し，粉砕または摘出の適応を検討する。

5 尿路感染症
① 尿排出障害がある場合には，水分摂取量の増量と尿道カテーテル留置を行う。
② 適切な抗菌薬の投与を行う。

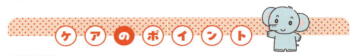

POINT 1 日頃からこどもの排尿状況を知っておく
- おむつでの排尿の場合には，残尿の有無や程度を把握することが難しいため，IN-OUTバランスの把握を十分行う。
- こどもによっては排尿しやすい体位があることも考えられる。こどもが安楽な体位を保ち，リラックスして排尿ができるようにする。

POINT 2 陰部・殿部を清潔に保つ
- おむつ内の不衛生な環境や大腸菌による尿路感染を予防する。
- 尿道口の発赤，腫れが生じた場合に尿道炎の可能性を考える。

POINT 3 尿量やにおい，性状，色を十分に観察する
- 尿路感染症を繰り返す場合はとくに注意が必要となる。

POINT 4 抗てんかん薬や抗精神病薬，中枢性筋弛緩薬による膀胱収縮力の低下に注意する（表2）
- 薬剤を併用している場合もあり，使用期間や投与量に留意する。
- 総合感冒薬や抗ヒスタミン薬など，一時的に使用する薬剤の影響も考慮し，尿量の十分な観察を行う。

表2 膀胱収縮力を低下させる薬剤

抗てんかん薬	カルバマゼピン，クロナゼパムなど
抗不安薬	ニトラゼパム，ジアゼパムなど
抗精神病薬	クロルプロマジンなどフェノチアジン系薬物
中枢性筋弛緩薬	バクロフェン，エペリゾン塩酸塩 など
抗ヒスタミン薬	ヒドロキシジンなど第一世代の抗ヒスタミン薬
総合感冒薬	第一世代の抗ヒスタミン含有が多い
鎮咳薬	コデイン

症状別ケアのポイント Ⅲ

POINT 5 排便コントロールを行う
- 便秘により尿道が圧迫され，尿排出障害をきたす場合もあるため，適切な排便管理を行う。

POINT 6 十分な水分量と体位変換を積極的に行う
- 自力体動困難なこどもは，長期臥床による脱灰により尿路結石ができやすい。そのため，微小な結石が排出困難となる。

ケアの 再チェック！

⭐ **尿意切迫感，排尿時痛，腰背部痛による筋緊張の亢進，多汗，心拍の増加はないか？**
- ➤ 体位変換や車椅子への移乗などこどもが安楽な姿勢をとり，排尿を促す。
- ➤ 尿路感染を疑い，バイタルサインの変動と尿の性状やにおいを観察する。

⭐ **陰部や殿部を清潔に保てているか？**
- ➤ こどもに適したおむつを使用し，便の漏れを防止する。
- ➤ 尿パッドを使用し，こまめに替え，衛生的な状態に保つ。

⭐ **長時間，同じ体位になっていないか？**
- ➤ 長時間の同一体位に苦痛を感じることで，筋緊張が亢進され，排尿の妨げとなるため，積極的な体位変換を行う。

⭐ **薬剤による影響はないか？**
- ➤ 尿路結石をつくりやすい薬剤を内服している場合は，尿の性状・量，むくみなどの観察を行う。
- ➤ 薬剤の血中濃度を一定に保つために，用法・用量を守り，指示された時間に与薬を行う。

〈文献〉
1) 医療情報科学研究所・編：病気がみえるvol.8 腎・泌尿器. 第3版, MEDIC MEDIA, 2019, pp209, 297, 298, 306.
2) 岡田喜篤・監／小西徹，他・編：新版重症心身障害療育マニュアル. 医歯薬出版, 2015, pp197-204.
3) 橘田岳也，他：発育・成長と排尿機能の確立. 臨床泌尿器科 77：944-948, 2023.
4) 吉田修・監／並木幹夫・編：神経因性膀胱外来（泌尿器外来シリーズ3）. メジカルビュー社, 1998.

運動器系

1 骨折・骨粗鬆症

病　態

　重症児の骨組織は，抗重力の経験が乏しく，運動障害や消化吸収機能の障害による低栄養の影響などで，通常の骨組織と比べてもろくなっており，骨粗鬆症になりやすく，骨折しやすい（図1）。更衣，おむつ交換，移乗など，日常支援の場面でも骨折のリスクがある。骨形成不全症のこどもは，遊びやからだを動かす活動のなかで骨折リスクがあるため，こどもの活動を尊重しながら見守りし，骨折しないよう環境整備をする。

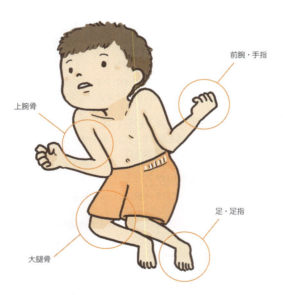

図1　重症心身障害児で骨折が多い部位

症状別ケアのポイント　Ⅲ

運動器系

骨折・骨粗鬆症

側彎・変形・拘縮

主な誘因と症状

主な誘因

【環境・介助によるもの】
- 過度な外力（体位変換，おむつ交換，更衣，入浴介助時も含む）
- 屋外活動不足による日光浴不足

【随伴症状に伴うもの】
- 栄養吸収障害，ビタミンD代謝障害
- 抗てんかん薬（フェニトイン，ゾニサミド，バルプロ酸ナトリウム）による薬剤性の骨の脆弱化
- 変形や拘縮による関節可動域障害
- 廃用症候群による骨の脆弱化
- 麻痺により痛みを感じにくい
- 骨代謝（リモデリング）障害による骨粗鬆症

随伴症状

【消化器系】
- 食欲低下，嘔気・嘔吐

【循環器系】
- 心拍促進，血圧上昇

【中枢神経系】
- てんかん発作
- 筋緊張亢進，もしくは筋緊張の低下
- 発熱

【呼吸器系】
- 呼吸パターンの異常
- 呼吸数増加

【皮　膚】
- 発赤，腫脹，皮膚のテカリ，熱感，内出血

【運動器系】
- 可動域制限

主な治療

1 薬物療法：骨粗鬆症薬

経口，皮下注射，静脈内投与がある。障害や骨粗鬆症の程度，骨折発生部位を考慮し，製剤を使用する必要がある。
- 骨吸収を抑制し，骨密度を増加させる薬剤（ビスフォスフォネート）
- 骨形成促進薬（ビタミンK剤，PTH製剤，活性型ビタミンD製剤など）
- カルシウム製剤

2 手術療法

骨折の部位や状態にもよるが，手術療法が選択されることは少なく，ギプス・シーネ固定による保存療法が選択されることが多い。重症児は不随意運動や筋緊張亢進によりギプス・シーネ固定による患部の安静を図ることが困難な場合があり，固定を目的としたポジショニングやとくに褥瘡予防が重要となってくる。

3 非薬物療法（骨粗鬆症の予防）

- メカニカルストレス：下肢装具や立位保持台などを組み合わせて立位訓練（毎日20分程度）を行うことで，抗重力姿勢をとることができ，骨密度の改善が期待できる。歩行可能な場合には，介助のもとで立位や歩行を行うか，ウォーカーを使った歩行も有用である。
- 日光浴を心がける。

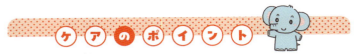

ケアのポイント

POINT 1　加える外力と加わる外力が小さくなるよう，こどものタイミングに応じて移動介助を行う

- 瞬間的に力を加えないで"やさしく""ゆっくり"複数で介助を行うことで，移乗するときの支点が増え，移乗先に下ろす際も，からだにかかる力が分散される。一点に力が集中すると，強い外力がかかり，骨折リスクが高まる。一人で移動介助する場合は，からだに密着・保持を確実に行い，姿勢を安定させた状態でゆっくり移動介助をする。
- 筋緊張がみられる場合は，声かけなどを行い，緊張のリズムに同調しながら行う。
- 車椅子への移動の際は，足先や下肢の位置を確認し，固定ベルトなどの外し忘れなどがないか確認する。
- 移動する場所までに障害物がないか確認し，環境整備を行ったうえで移動介助を行う。ベッドから車椅子などへの移動距離も必要最低限の距離となるように動線を工夫する。

POINT 2　体位変換，おむつ交換時はからだのねじれが起こらないように配慮する

- 体位変換時やおむつ交換，ズボンの履き替えなどの際に膝周辺の骨折が発生しやすい。体位変換時はからだのねじれが起こらないように配慮する。また，体位変換の際は周囲のスペースの確保にも注意を払う。
- おむつ交換時，膝に関節拘縮があるとテコの作用により関節周囲の骨折が生じやすいため（図2），両膝を持ち上げるのではなく，側臥位にしておむつ交換を行うようにする。

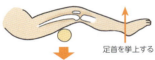
足首を挙上する

膝に拘縮があると，膝を伸展しようとすると大腿骨にテコの力が働く

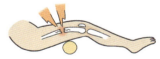

図2　膝関節拘縮と膝周囲骨折

POINT 3　更衣時は可動域を維持しながら外力が加わらないようにする

- 更衣時は，上肢の可動域制限や筋緊張亢進などで，肩の外転や肘の伸展ができなかったり，手関節や手指が引っかかったりすることが多いので，手指を介助者の手で包み，手指が衣服の引っかかりによる外力が加わらないように袖を通すなどの工夫が必要である。
- 更衣に関しては，可動域の制限がある側から衣類を通す。逆に脱がす場合には，可動域制限の少ないほうから行うとよい。
- これらの着衣動作は，無理なく行うと日常生活のなかで必要な可動域を維持する訓練にもなる。

症状別ケアのポイント **III**

運動器系

POINT 4 過度な外力が加わらないような周囲の環境整備

● ベッド柵を操作する際に，柵で手足を挟んでしまう場合があるので，手足の位置を確認してから柵を動かす。手足をよく動かすこどもの場合には，枕やクッションなどを用いて柵から手足が出ないようにする工夫が必要である。

● 手足が入らないように緩衝材を使用するなど，柵のスペースを調整する。カバーにより観察ができない状態にならないようにする。外が見えないと不安を与える可能性がある。

● 柵を下げるときには，柵の上部，レバーなど複数箇所を把持し，一気に下まで下ろさないようにする。

骨折・骨粗鬆症

側彎・変形・拘縮

ケアの 再 チ ェ ッ ク ！

☆ **こどものタイミングに応じた移動介助ができているか？**

➤ からだに密着させ保持を確実に行い，姿勢を安定させた状態で移動介助をする。筋緊張がみられる場合は，緊張のリズムに同調しながら行う。

➤ 移動先までに障害物がないか確認する。

☆ **体位変換時，おむつ交換時はからだのねじれが起こらないように配慮できているか？**

➤ 側臥位にしておむつ交換を行う。

☆ **更衣時は外力が加わらないようにできているか？**

➤ 可動域制限や筋緊張亢進がある場合，外力を加えず，衣服を広げることで着脱を行う。

☆ **安全な生活環境になっているか？**

➤ 手足をよく動かす場合，枕やクッションなどを用いて柵から手足が出ないように保護を行う。

---

column

採血はどうしよう？

採血を行う際の固定介助は採血部周囲の大きな関節を固定するようにし，ねじれや過度な外力が加わらないように配慮する。

快適な服を選ぼう

袖を通すことが困難な場合は，伸縮性のある素材や余裕のあるサイズ，前開きの衣服を選択する。股関節，膝関節の拘縮がある場合は，上肢と同様に，伸縮性のある素材や余裕のあるサイズの選択，ファスナーを付けて開口しやすくするなどの対応も有効である。

運動器系

2 側彎・変形・拘縮

病態

重症児は，自らが運動をコントロールできないことや筋緊張の異常により，側彎，変形や拘縮が助長される。いったん側彎・変形・拘縮が起こると，完全に元の状態に戻すことは難しい。そのため，進行を予防するためのケアを日々行っていくことが重要となる。

1 側彎（胸郭の変形）（図1）

体幹や頸部の筋緊張亢進の左右差があること，自分で頸部を回旋できないために顔が同一方向に向いていることで助長され生じる。股関節脱臼の左右差により，片方の骨盤の傾きが強くなり腰椎部の側彎を進行させる。体幹の垂直姿勢を維持する力が弱い場合，抗重力姿勢をとることで体幹を左右対称に保持することが難しく，左右どちらかに傾きやすくなり，脊柱側彎につながる。

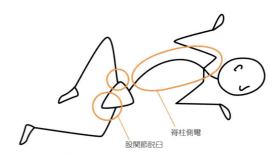

図1　脊柱側彎と股関節脱臼
クッションで保持することで体幹が安定する

2 変形・拘縮

変形は身体形態の異常を表す。拘縮は何らかの原因で関節が固まり，関節運動の柔軟性を維持できないことをいう。筋緊張が高まり，不良姿勢が固定化すると関節は拘縮し，正常な動きが阻害されることから変形や拘縮をきたす。また，滑らかな動きが困難で異常運動を繰り返すことで，変形や拘縮をきたすこともある。

低緊張の場合は，抗重力姿勢（坐位など）をとると体幹を左右対称に保持することが難しく，からだが左右どちらかに傾きやすくなり，脊柱変形につながる。

症状別ケアのポイント　**III**

主な誘因と症状

主な誘因

- 体幹の筋緊張亢進の左右差
- 股関節脱臼の左右差
- 体幹の低緊張
- 可動域障害

随伴症状

【呼吸器系】
- 胸郭の扁平化や呼吸運動筋群の機能低下による換気障害，酸素飽和度低下，努力呼吸，チアノーゼ

【消化器系】
- 胃食道逆流，イレウス，食道裂孔ヘルニア，慢性便秘，胃拡張，低栄養

【皮　膚】
- 褥瘡などの皮膚トラブル

【運動器系】
- 骨折，脱臼

主な治療

薬物療法に関しては，主に筋緊張亢進時に使用を検討する（p34「筋緊張の異常亢進」参照）。

1 非薬物療法（補装具）

側彎・変形・拘縮の進行予防や，坐位など抗重力姿勢をとるための良肢位保持を目的として，補装具を装着することがある（p158「装具療法」参照）。

- **体幹補装具**：体幹保持，呼吸状態の安定化，側彎の進行予防
- **上肢装具**：指関節，手関節，肘関節の拘縮予防
- **下肢装具**：坐位保持，立位保持，股関節や膝関節の内外転，内外旋予防

2 手術療法

重症児では全身状態が安定していないため手術を選択できない場合も多い。一方で，ADLやQOLの改善が得られる場合もあり，新たな筋緊張抑制治療が導入されてきていることで，治療の選択肢の広がりが期待される。

- 筋解離術
- 関節形成術
- 骨切り術
- 選択的脊髄後根切断術

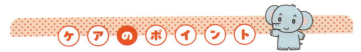

ケアのポイント

POINT 1　痛みのサインをとらえる

側弯・変形・拘縮があるこどもは、筋緊張の高まりや日々の更衣などの援助の際に、関節を動かすことによって痛みを生じることがある。こどもの痛みのサイン（表情、バイタルサイン、発汗、筋緊張の高まり、不穏など）をあらかじめ把握しておき、痛みのサインが出現した際は、痛みの原因を速やかに除去する。

POINT 2　皮膚ケアを入念に行う

- 補装具使用後は、発赤や腫脹、水疱形成などの皮膚トラブルの有無を確認する。
- ポジショニングでクッションやタオルを使用すると発汗による蒸れなどで皮膚トラブルを起こすリスクがあることを理解し、観察に努める。
- 皮膚が重なり合って湿潤傾向にある場合は真菌が発生しやすいため、十分に洗浄する。洗浄した後は、皮膚に付いた水滴をしっかりと拭き取る。
- 側弯や変形によって突出している骨の部分は褥瘡になりやすいため、クッションやタオルを挟み骨同士が触れ合わないように工夫し、突出部には皮膚保護材を貼付しておくとよい。

POINT 3　変形・拘縮の進行を予防する

- 体幹や四肢の変形・拘縮部位は、筋組織や骨などの支持組織が固まっているような状態である。そのため、日々のケア（更衣や入浴など）の際に、変形・拘縮部位を触って可動域を確認することで、変形・拘縮の状態を把握することができ、筋緊張による痛みを緩和することも期待できる。
- 日々のケアのなかにマッサージを取り入れることで、変形・拘縮部の血流の促進も期待できる。ベビーローションなどの潤滑剤を用いて、こどもとの遊びの時間などにやさしくマッサージを行うとよい。

POINT 4　ポジショニングを整える

- 低年齢の時期から抗重力姿勢をとることを意識する。
- 同じ姿勢でい続けることは苦痛を伴うため、体位変換を行うことが大切である（p152「ポジショニング」参照）。

---

column

循環障害を見逃さない！

変形・拘縮部は血行不良になりやすい。末梢冷感や皮膚の色を毎日観察し、体位を工夫することで、血流の改善を図ることが重要である。

IV章 看護ケアのポイント

呼吸

1 人工呼吸器，排痰補助装置

知っておきたい知識

呼吸は肺から酸素を取り込み，体内の二酸化炭素を排出する働きがある。こどもは神経や筋肉の問題，変形などで呼吸が楽にできないことが多い。

呼吸障害があるこどもが使用する医療機器のデバイスには，呼吸を補助するための人工呼吸器や咳嗽を補助することで痰を喀出させるための排痰補助装置がある。

1 人工呼吸器

人工呼吸器は，①「換気量の維持」＝二酸化炭素を排出すること，②「酸素化の改善」＝体内に酸素を行きわたらせること，③「呼吸仕事量の軽減」＝呼吸によって消費されるエネルギーを助けること，が主な目的である。とくに重症児では，③が適応となっていることも多い。

こどもの場合，主に使用される人工呼吸器は気管孔を介して換気が行われる気管切開下陽圧換気（TPPV）と，口や鼻を介して換気が行われる非侵襲的陽圧換気（NPPV）がある。

2 排痰補助装置

排痰補助装置は気道に陽圧をかけた後，急激に陰圧にシフトすることで咳嗽の補助を行う機械（MI-E）である。頻回な吸引による苦痛の軽減や，誤嚥性肺炎の予防にもつながる。肺理学療法としての効果も高い。

肺そのものに疾患があるこどもや，人工呼吸による肺障害の既往があるこどもには原則として行わない。体幹用ラップに高頻度の振動（パーカッション）をかけ，痰を移動させる機能をもち合わせた機器もある。MI-Eの適応とならない場合，パーカッションのみの使用も可能である。2024年現在，保険適用は在宅での人工呼吸器の使用者のみであるが，病院や施設では人工呼吸器の使用者以外でも積極的に使用されている。

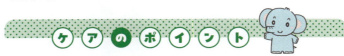

1 人工呼吸器

POINT 1 有効な換気がされているか

- 圧規定の場合，必要な換気量が確保されているかを確認する。量規定の場合，最高気道内圧（PIP）を確認する。
- 自発呼吸に対して同調の程度，補助の程度を知る必要がある。自発呼吸とぶつかってしまう「ファイティング」が生じている場合，設定の見直しが必要な場合がある。
- 目視で胸が上がっていること，聴診で換気がされていることを確認する。全身状

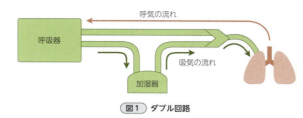

図1 ダブル回路

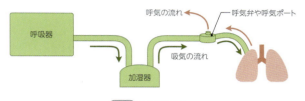

図2 シングル回路

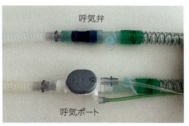

図3 シングル回路：呼気弁と呼気ポート

態の観察も行う。とくにNPPVは消化管に空気が入ってしまうこともあるため，腹部症状にも気をつける。

POINT 2　回路の取り扱いを知る

- 回路の編成には，ダブル回路（図1）とシングル回路（図2）がある。ダブル回路は呼気が機器内に回収されるため，精密な換気が必要なときに使うこと多い。シングル回路は回路編成がシンプルなため，在宅で多くみられる。さらに，シングル回路は呼気の排出が呼気弁からのタイプと呼気ポートのタイプがある（図3）。呼気ポートタイプの回路はポートからのリークで調整しているため，ポートを塞いではならない。低体温で毛布などをしっかりかけているこどもはとくに注意する（図4）。また，それぞれ回路に熱線が組み込まれているタイプとそうでないタイプが

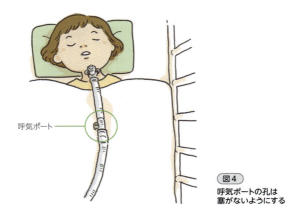

図4
呼気ポートの孔は
塞がないようにする

ある。熱線がない場合は結露が生じるため，ウォータートラップを使用する。
- 回路の固定は水滴が体内に逆流しないような角度が基本である。

POINT 3 アラームの対処
- アラームは，こどもの生命を脅かす状況を知らせるものであり，放置せずに必ず原因を追究する。
- 原因がわからない場合には用手換気に切り替え，人を呼ぶ。

POINT 4 加湿の具合を確認する
- 加湿具合がちょうどよいか，痰の性状や回路内の結露の状態を確認する必要がある。回路内の結露は気道に入ると重篤な感染症となる危険性があるため，過剰な加湿にも注意する。
- 熱線回路で回路内に水が貯留した場合，破棄する。加湿器に戻すのは感染源になるため禁忌である。

POINT 5 NPPVではインターフェースの特徴を知る（表1）
- 口を覆うタイプのものは，嘔吐時などに誤嚥のリスクがあるため注意する。
- インターフェースが大きくなるほど死腔が大きくなるため，からだが小さいこどもでは呼気の二酸化炭素を再呼吸することに注意が必要である。
- 重症児はマスクフィッティングに難渋することも多く，また低栄養の合併もあり，マスクによる医療関連機器褥瘡（MDRPU）が生じる危険性が高い。とくに口鼻マスクで褥瘡ができやすい（図5）。接触部位が分散できるよう複数種類のマスクを使用してリスクを減らすこともある。

表1 NPPVで使用されるマスクの特徴

種　類	特　徴	メリット	デメリット
トータルフェイスマスク	目と鼻と口を覆う	● リーク制御がしやすい	● 死腔が大きい
口鼻マスク（フルフェイスマスク）	口と鼻を覆う	● 口からのリークが制御できる ● 急性期に向いている	● 褥瘡ができやすい ● 圧迫感がある
ネーザルマスク	鼻を覆う	● 会話ができる ● 圧迫感がない	● 開口によるリークがある
ピローマスク	鼻の孔を覆う	● 会話ができる ● もっとも圧迫感がない	● 開口によるリークがある ● 鼻孔が広がりやすい

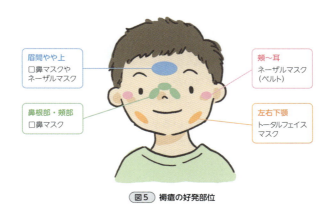

図5 褥瘡の好発部位

- 眉間やや上：鼻マスクやネーザルマスク
- 鼻根部・頬部：口鼻マスク
- 頬〜耳：ネーザルマスク（ベルト）
- 左右下顎：トータルフェイスマスク

POINT 6 付属品を必ずそばに置いておく（p139「バッグ・バルブ・マスク，ジャクソンリース回路」参照）

- バッグ・バルブ・マスクは必ず手が届く範囲に置いておく。吸引などで回路を外したとき以外にも，人工呼吸器に不具合が生じたとき，すぐ用手換気に切り替えられるようにしておく。そのほか，必要なものとして吸引器，予備のカニューレ，酸素飽和度モニター，酸素を使う人は酸素デバイスも必要である。

2 排痰補助装置

POINT 1 機器に慣れてもらう

- とくに音に過敏のあるこどもにとって，大きい音とともに急激に強い風が出てくる機械は恐怖を覚える場合がある。
- 導入の際に拒絶が強いと，その後，継続が困難となる場合がある。最初は低圧から開始し，徐々に目的とする圧に近づけていくとよい。

● 神経筋疾患などでは，胸郭の可動性の維持・向上のためにも早期導入が望ましい。

POINT 2 　適切な介助を行う
● 機械の陽圧（吸気）時には「吸ってー」，陰圧（呼気）時には「吐いてー」と声かけをしながら介助をする。
● 陰圧（呼気）時に胸郭（もしくは腹部）を圧迫する徒手介助と咳介助を併用すると，より効果的な排痰につながる場合がある。

POINT 3 　ピークフロー（CPF）を知る
● 排痰をするために有効な咳嗽のCPFは，270L/分以上である。排痰補助装置のフロントパネルに表示されるCPFが270L/分以上になるような設定が望ましいが，実測値と誤差があるため参考程度とし，実際の場面でこどもの様子を見ながら安全性を考慮したうえで至適圧を求める。

ケアの 再 チ ェ ッ ク ！

★ 送気方法に間違いがないか？
➤ 勤務交代時や外出などで人工呼吸器を移動した際には設定を確認する。

★ 回路は正しく接続されているか？
➤ 機械からインターフェースまで指でたどって確認する。

★ 付属品はあるか？
➤ 付属品のほか，電源の供給方法やフィルターの状態も確認する。

column

呼吸器でおでかけに行こう！
　外出などで電源が確保できないときに，一時的に加湿器を通さない回路編成をすることがある。その場合には呼気に含まれる湿気をトラップできる人工鼻を必ず装着する。加湿器と人工鼻を併用すると過度に吸湿してしまい，人工鼻が目詰まりしてしまうため，併用は禁忌であることも念頭に置く。また，人工鼻は死腔となるため，適正な大きさのものを選択する。

呼吸 2 酸素療法

知っておきたい知識

酸素は，脳をはじめすべての組織で必要とされているため，低酸素状態になると体内のさまざまな組織に影響を及ぼす。健常者では酸素飽和度の基準値は96％以上とされているが，こどもは合併症が一人ひとり違うことから，酸素投与の基準は身体状況と生活環境によって個々に判断される。

1 インターフェース

それぞれに特徴があり，有効な酸素投与が可能なものを選択する（表1）。酸素マスク，鼻カニューレはどちらも高濃度の酸素は困難であるといわれているが，換気量が小さいケースでは高濃度になりやすいため注意する。

2 在宅用酸素

酸素濃縮器は空気中の窒素を吸着し，酸素をつくり出す機械である。そのため，100％の酸素濃度が必要な場合や7L/分以上の流量は困難である。使用には電源が必要であるが，電源さえあれば酸素の残量を気にすることなく使用が可能である。電気機器のため，機器のフィルターの手入れなどの機器のメンテナンスを定期的に行う必要がある。外出する際には別途酸素ボンベの準備が必要である。

そのほか，在宅では液化酸素装置を選択する場合もある。液体酸素は100％の濃度が可能で，高流量の酸素が必要な場合にも使用が可能である。また，電源が不要なため停電時でも使用が可能である。静音性にも優れているため，夜間や睡眠時など音が気になるこどもには有効である。しかし，装置が大きく重量があるため設置場所に工夫が必要である。親器と子器に分かれており，外出の際には子器への充填に慣れが必要である。

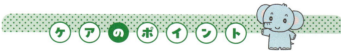

POINT 1　火気厳禁
- 酸素は燃焼を助ける性質（支燃性）があるため火気厳禁である。火気からは最低2m離れる必要がある。

POINT 2　加湿の必要性
- 基本的には3L/分までの流量であれば加湿は不要である。しかし，からだの小さなこどもでは加湿が必要な場合もある。

表1	酸素投与デバイス（インターフェース）の種類	
酸素マスク		二酸化炭素の再呼吸防止のために5L/分以上の流量が必要である
鼻カニューレ		5L/分以下で使用が可能であるが，重症児には口呼吸が優位なほうが多く，有効な酸素吸入ができない場合がある
リザーバ付き酸素マスク		高濃度の酸素投与が期待できるが，マスクを顔面に密着させる必要があることや吸入気圧が低いと弁の開閉がされないことで，重症児には使用が難しい
開放型酸素マスク		呼気の二酸化炭素を再呼吸する危険性が低く，鼻カニューレ同様の低流量で使用が可能。口呼吸が優位なことが多い重症児に選択しやすい

POINT 3　有効な酸素投与がされているか

● インターフェースが適切に装着されているかどうか確認する。皮膚接触を拒否して外そうとするこどももいるため注意する。
● 分泌物などでチューブが詰まると必要な酸素投与ができなくなる。
● 酸素飽和度モニタリングをして酸素投与の量に問題がないかアセスメントする。

POINT 4　二酸化炭素ナルコーシスに注意する

● 換気量が少ないこどもは，二酸化炭素が貯留しやすいII型呼吸不全が多い。II型呼吸不全では高濃度の酸素投与が行われた場合，自発呼吸が減弱し，二酸化炭素ナルコーシスとなってしまう危険性がある。酸素投与中の意識状態の観察を怠らないようにする。

POINT 5　酸素ボンベの扱い方

● 保管に関しては，酸素ボンベは40℃以下で直射日光の当たらない通気性のよい場所に設置する。火気のある場所から2m以上離れた場所で，引火性，発火

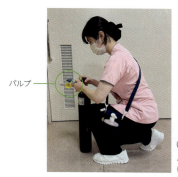

図1　バルブの向き
バルブを人のいないほうに向ける

性のものはそばに置かず、ほかのボンベとの取り違え防止のため、種類の異なるガスのボンベをそばに置かないようにする。地震などの揺れで倒れないようにチェーン固定などの工夫を行う必要がある。

- 使用前には内容物が酸素であること、酸素残量を必ず確認し、開栓の際にはバルブの向きは人がいない方向にする（図1）。圧力計が5 Mpa以下のものは使用しない。
- 使用中は圧力計に常に注意を払い、開栓していること、酸素が供給されていることを確認する。
- 酸素ボンベ使用後はボンベを確実に閉栓し、圧力計が0を示すまで脱気する。圧がかかったままの状態で長時間放置した場合、パッキンの劣化によって酸素の漏れが生じる可能性がある。
- 空になったボンベはほかのボンベと区別ができるように保管する。
- ボンベの外装に鉄が使用されている場合、MRIなどの検査では使用ができないため、酸素が必要な場合には専用のものを使用する。
- 使用可能時間を確認する。
  使用可能時間（分）＝酸素残量（L）÷1分間あたりの流量（L/分）×0.8（安全係数）

column　酸素ボンベと一緒に生活

自力での歩行が可能な医療的ケア児の場合、自身が運ぶことができるようなカートをこどもと共に選ぶようにする。同年代のなかでの集団生活では、見慣れないものに対して周囲のこどもの興味をひきやすいため、簡単に流量の変更ができないようにカバーをするなどの工夫が必要である。

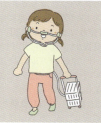

呼吸

3 気管カニューレ

知っておきたい知識

　気管カニューレは気管切開術によって造設された気管孔を介して挿入される管のことで，気管孔の閉塞を防ぎ，安楽で良好な換気を維持するための医療デバイスである。不安定な呼吸は体重増加不良や睡眠状況へも影響し，活動量の低下や成長発達遅滞などの影響を及ぼす。呼吸苦を伴う呼吸障害を緩和し，良好で安全・安心な呼吸状態の維持を目的に気管カニューレ管理が選択される。

　気管カニューレ挿入により，皮膚トラブルのリスクが増加する。気管孔を観察し，皮膚トラブルの早期発見に努める（図1）。

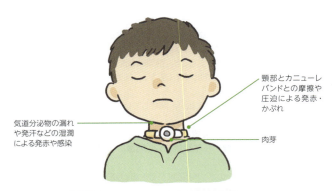

図1　気管カニューレ挿入部（気管孔）の観察ポイント

【気管切開術の適応】
- 分泌物の粘稠度が高く，吸引困難や口鼻腔内の分泌物量の増加による頻回な吸引などにより，誤嚥性肺炎による入退院を繰り返す。
- 気管軟化症により気道が閉塞するリスクが大きく，安定した呼吸管理が難しい。
- 人工呼吸管理が必要な呼吸状態である。

【気管カニューレの種類】
- 気管カニューレにはカフ付き，カフなし，アジャストフィット，レティナ，スピーチカニューレナ，スピーチバルブなどの種類がある（表1）。
- 呼吸状態やリハビリテーションの状況に応じて，医師が適切な気管カニューレを選択する。
- こどもは，カフなし気管カニューレでも気管の密閉性が保たれること，気管粘膜が脆弱なため，カフによる気管粘膜の圧迫が粘膜障害のリスクとなる可能性がある

看護ケアのポイント **IV**

呼吸

表1 気管カニューレの種類と特徴・デメリット

	特　徴	デメリット
カフ付き	● カニューレ先端方向への唾液などの流入をなるべく防ぎ，誤嚥を予防する ● 陽圧管理などの人工呼吸管理ができる	● カフによる持続的な圧迫により，気管粘膜の損傷を生じやすい
カフなし	● カフなしは主に小児で使用する ● 誤嚥のリスクがない場合にカフなしを選択する	● 嚥下機能の低下に伴い，咳こみやむせがない不顕性誤嚥の状態は，誤嚥性肺炎の原因となる ● 呼吸器のリークが出現しやすい
アジャストフィット	● チューブが柔らかく，形状が自由に変形する特徴から気管や胸郭の変形がある場合に使用する ● フランジを調節することで，気管内のチューブの先端位置を調節できる	● ウイングがネジ式ロックのため，緩みがないか確認する必要がある
レティナ	● 呼吸状態が安定しており，病態的に気管孔の保持と排痰のみを目的とする場合に使用する ● やわらかい素材でデバイスが小さいため，気道の違和感が少ない	● 気道の細いこどもでは積極的には使用しない
スピーチカニューレ	● 気管切開部から挿入されていても発声ができる	● 自発呼吸で良好な換気が維持できる，酸素投与は不要，気道分泌物が少ない，誤嚥が少ないことが使用の条件である
スピーチバルブ	● 吸気時はスピーチバルブが開いて気管孔から空気が入る ● 呼気時はスピーチバルブが閉じて空気が声門を通るため発声の練習ができる	● 接続可能な気管カニューレのみ使用する（重大な窒息リスクあり） ● 乾燥しやすいため分泌物の粘稠度に注意する ● 入眠時には使用しない ● こどもでは積極的に使用されていない

人工呼吸器、排痰補助装置

酸素療法

気管カニューレ

吸入

吸引

　ことから，カフなし気管カニューレが選択される場合が多い。

【気管切開（単純切開）と喉頭気管分離術】

　気管切開（単純切開）は，気管に気管孔という孔（穴）を開けた状態をいう（**図2**）。気管孔から気管カニューレを挿入し，肺に空気を送りやすくする，また痰を吸引しやすくする目的で気管切開を行うが，唾液などの垂れ込みを完全に防止することは難しい。

　喉頭気管分離術は気管を分離し，気管孔を造設する手術である（**図3**）。上の気管（口側）は閉鎖し，気管孔から挿入した気管カニューレから呼吸できるようにする。この手術により口と気管が分離されるため，誤嚥リスクを防止できる。

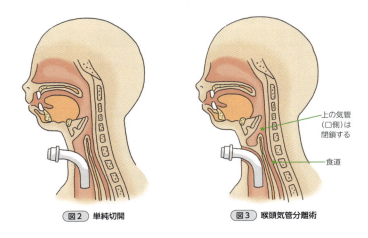

図2　単純切開　　　　図3　喉頭気管分離術

1 皮膚トラブル
　気管切開部の周囲は粘膜が露出している。さらに，気管カニューレ留置による粘液量の増加がみられる場合は，気管切開部周囲に発赤やびらん，出血，肉芽などの皮膚トラブルが生じやすい。

2 感　染
　さまざまな原因で免疫力が低下すると，健康なときには問題とならない体内外の病原体が原因で感染症を引き起こすことがある。これを日和見感染という。日和見感染を発症する病原体は，からだや生活環境に存在するウイルス，細菌，真菌などさまざまである。

3 肉　芽
【気管孔周囲の肉芽】
　カニューレが気管の壁や気管切開部に長時間当たる状況が続くと，皮膚にできた傷からおできのような肉芽が発症しやすい。肉芽は出血や感染症の原因となる。
【気管内の肉芽】
　挿入されたカニューレが側彎により偏位した気管壁と接触し，肉芽が生じやすい。肉芽は出血の原因となる。カニューレが肉芽に接触する刺激が長期に及ぶと，気管内で肉芽が大きくなり，カニューレの先端を塞ぎ窒息するリスクもある。

4 気管腕頭動脈瘻
　気管の前方には腕頭動脈という大きな血管がある。気管前方への持続的なカニューレの接触や炎症は肉芽や潰瘍を形成する。場合によっては気管粘膜が菲薄化を引き起こし，気管と腕頭動脈の間に瘻孔を形成する気管腕頭動脈瘻を発症する。

カニューレからの吸引で血液が引ける場合は、気管腕頭動脈瘻の可能性も考えられるため、早急の受診が必要である。

5 気道閉塞

こどもは、湿度や温度の変化により気道分泌物の粘稠度が影響を受けやすいため、気道分泌物によるカニューレ内腔の閉塞が生じやすい。側彎が強い重症児では、体位変換後に気管内のカニューレの位置が変わり、気管壁とカニューレが過度に接触し、気道閉塞を生じるリスクがある。

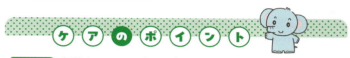

POINT 1　気管カニューレバンドが適切に装着されているか確認する

- 首と気管カニューレバンドの間に人差し指が入れられる程度の余裕が望ましい。
- カニューレバンドの装着がきつすぎると、バンドの圧迫により褥瘡が発症しやすい。

POINT 2　気管カニューレの計画外抜去に留意する（p136「デバイスの抜去（気管カニューレ）」参照）

POINT 3　入浴時は気管切開部から水が入らないよう留意する（p172「お風呂の工夫」参照）

- 気管切開部から水が入らないようギャッジアップした状態で浴槽に入るため、体幹をバンドで固定してもからだは少しずつ下がる。そのため、浴槽内でのからだの位置には留意する。
- シャワーや浴槽の水が気管切開部から入り誤嚥しても咳嗽反射が弱いため、介助者が誤嚥に気づけない状況を理解し、入浴中は目を離さない。
- すぐに吸引できるよう環境を整えておく。

POINT 4　呼吸状態に留意する

- 普段の呼吸を理解すると「いつもと違う」「何かおかしい」と気づき、異常の早期発見につながる。
- 呼吸数、呼吸様式（吸気と呼気の割合、呼気延長がないかなど）、脈拍数、顔色、口唇色、胸郭の動きを表情や活気と併せて観察する。
- 小さな変化でもそのままにはせず、家族やほかのスタッフと共有し、対応を確認する。
- 気管切開部はYカットガーゼに覆われ、カニューレ抜去の有無を確認しづらい。異常があるときはカニューレの計画外抜去がないか必ずガーゼの下を確認する。
- 部屋の温度や湿度の変化により、気道分泌物の粘稠度が変化する。家族が実施している環境調整やケア（吸入，体位変換）のコツを共有し、個別性を理解する。

POINT 5　気道分泌物に混じる血性の変化を見逃さない

- 気道分泌物に少量でも血性の変化がみられる場合は，早急に家族へ連絡し受診対応の検討が必要となる。
- 気道分泌物に血性のものが混じる原因は，気道粘膜の損傷，気管腕頭動脈瘻のリスクなどが考えられる。
- 気管腕頭動脈瘻からの出血は，動脈性の出血であり生命の危機に及ぶ重篤な症状である。

POINT 6　気管切開部の皮膚トラブルを見逃さない

- 気管孔と気管カニューレの間には隙間が生じている。とくにこどもは，カフなしカニューレの留置が多いため，気管内の分泌物が隙間から漏れ出る場合がある。漏れ出た分泌物による長時間の湿潤環境では皮膚トラブルが生じやすいため，皮膚の観察，早期対応が重要となる。

POINT 7　加湿管理に留意する

- 人工鼻または人工呼吸器の回路に接続された加温加湿槽で加湿し，気道内の乾燥を予防しているため，適切な使用方法を家族と共有する。

---

column

気切部のケアでむせこんじゃう！ どうしよう？

　カニューレバンド着脱，Yカットガーゼ交換時にカニューレの計画外抜去を防ぎたいあまり，カニューレを固定する手に力が入った結果，カニューレを喉に強く押し当てるような固定となりやすい。喉が強く圧迫されると，咳嗽反射や迷走神経反射を引き起こしやすいため，カニューレはやさしく愛護的に固定するよう留意する。

4 吸 入

呼 吸

看護ケアのポイント Ⅳ 呼吸

知っておきたい知識

吸入療法は，吸入薬を用いて気道の炎症抑制や気道拡張を期待し，喘息の悪化や発作を予防する。また，気道分泌物の粘稠度を和らげて排痰しやすくする加湿目的でも吸入が用いられる。喘息発作予防と加湿のどちらの目的も，症状がなくても吸入療法の継続が大切である。

1 吸入物品

【ジェットネブライザー，スペーサー】

口元，気管切開部から吸入する方法である。ジェットネブライザーでは，電源をつけ，薬液が噴霧しているかを確認し，吸入する。霧状の薬液をしっかりと吸入できるようにマウスピースの口にくわえるか，口元に近づける。気管切開を受けている場合は，気管カニューレから人工鼻を外した状態で吸入する（図1）。吸気に合わせた吸入が難しい場合，吸入補助器具（スペーサー）を使用する方法がある（図2）。スペーサーの中へ吸入薬を充満させ，ゆっくり吸入できる。

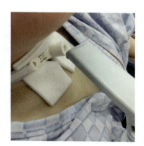

図1 ジェットネブライザー（コンプレッサー式）

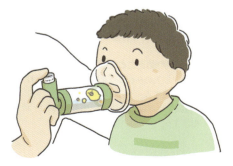

図2 スペーサー

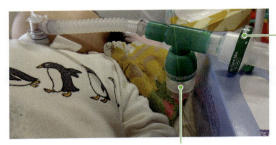

人工鼻

人工鼻は外して吸入する。吸入後，しかんを外し，人工鼻の装着を忘れない

しかん：薬剤を入れる容器

図3　人工呼吸器回路へしかん装着し，吸入する方法（エアロネブの例）

【人工呼吸器用ネブライザー】
　人工呼吸器回路へしかんを装着し，吸入する方法である（図3）。人工呼吸管理の場合はネブライザーと人工鼻の併用は避ける。吸入薬が人工鼻に付着して効果が得られないばかりか，フィルターの目詰まりによる換気不全を引き起こす危険がある。

2 吸入方法

　聴診器で肺音を聴取して，呼吸状態を観察し，医師の指示にある吸入薬・吸入量を準備する。適切な吸入機器を使用し，吸入を開始する。加湿目的での吸入において，吸入前に分泌物の貯留が多い場合は吸引を実施し，分泌物を取り除いた後に吸入を実施する。

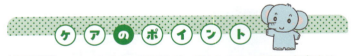

POINT 1　吸入器作動中の機械音がこどもに与える影響に留意する

- こどもは吸入器の音や振動の刺激により筋緊張が高まることがあるため，呼吸状態に影響する。そのため，こどもに吸入を開始するため大きな音がすることを伝えたり，吸入器をこどもからなるべく遠ざけて作動を開始する。

POINT 2　吸入のタイミングを理学療法士と相談する

- 理学療法士が介入している場合は，吸入のタイミングを肺理学療法と合わせ，より有効な排痰ケアを提供できるよう留意する。
- 痰の貯留位置と呼吸状態により腹臥位や側臥位など，こどもの状態に合った吸入時の体位調整を理学療法士と相談する。

看護ケアのポイント Ⅳ

POINT 3　ステロイド吸入の実施後は口腔ケアを実施する

● 口を介してステロイド薬の吸入を実施した場合は，口腔内や喉に付着したステロイド成分による副作用〔column「気管支拡張薬（β刺激薬）の副作用」参照〕を予防するため，うがいが必要である。

● うがいが難しく水を吐き出せないこどもの場合は，口腔ケアを実施する。

POINT 4　吸入器の購入前に医療者または相談支援専門員と　　　　　相談するよう案内する

● 吸入器の購入に助成を利用できる場合があるため，購入前に医療者または相談支援専門員と相談するように勧める（購入後の申請は不可能）。

---

column

気管支拡張薬（β刺激薬）の副作用

　気管支拡張薬の副作用には，動悸，頻脈，手の震え，嘔気・嘔吐などの症状が出現することがある。副作用が現れた場合は，速やかに医師へ相談する。また，ステロイド薬の吸入では，声がれ，口腔カンジダなどの副作用がある。吸入後のうがい（口をすすぐ，飲水）で予防する。うがいが難しい場合は，口腔ケアを実施する。

呼 吸

5 吸 引

知っておきたい知識

こどもは，唾液や痰などの分泌物の有効な自己喀出が難しい。気道内の分泌物貯留は，肺炎・無気肺・窒息などの症状を引き起こす原因となるため，鼻腔内・口腔内・気管内の分泌物をカテーテルを用いて除去する吸引が必要である。

吸引は主に以下の目的で行う。
① 気道内の分泌物を除去し，空気の通り道を確保することで換気の改善を図る
② 吸引物の性状や量の観察から気道の状態を評価する
③ 気道内の分泌物の貯留を防ぐことで，誤嚥性肺炎などの感染症を予防する

1 吸引に必要な物品

- 吸引カテーテル
- 吸引器
- 吸引セット：カット綿，通水用の水を入れるケース，吸引後のチューブを入れるケース（口鼻腔用，気管切開用とケースを分ける），吸引後の通水用の水（水道水：適宜，交換する）
- 聴診器
- 酸素飽和度モニター：吸引前後の酸素飽和度を測定する
- メラチューブ（図1）

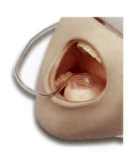 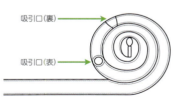

図1 メラチューブ（口腔内の持続吸引用）

メラチューブは嚥下機能が低下し，口腔内に唾液などが多量にたまり，誤嚥の危険があるこどもに使用する場合が多い。メラチューブの先端が口腔内の同じ箇所に長時間接していると，粘膜損傷や潰瘍形成のリスクとなるため注意する

看護ケアのポイント **IV**

呼
吸

② 吸引カテーテルのサイズ，吸引圧，挿入の長さ，吸引時間

　吸引カテーテルのサイズ，吸引圧，挿入の長さ，吸引時間の目安について，鼻腔・口腔吸引用を**表1**に，気管内吸引用を**表2**に示す。

　吸引カテーテルは，鼻腔，口腔内，気管内と吸引する部位や分泌物の粘稠度の高さを考慮し，適切なサイズのカテーテルを使用する。吸引器により吸引圧やその単位が異なるため，吸引圧の設定に注意する。吸引カテーテルのサイズは家族にも確認し，とくに気管内吸引では，カテーテル挿入の長さを主治医や家族に確認する。

表1 鼻腔・口腔吸引用カテーテルのサイズ，挿入の長さ，1回の吸引時間

	カテーテルサイズ (Fr)	吸引圧 (kPa：キロパスカル)	挿入の長さ (cm)	1回の吸引時間
乳幼児	7〜10	20以下	口腔：4〜6程度 鼻腔：8〜10程度	5〜10秒 以内
学　童	10〜12			
成　人	12〜14			

〔覚えやすい！教えやすい！小児看護技術．こどもケア 10(4・5)：77，2016．／厚生労働省：喀痰吸引等指導者マニュアル（第三号研修）；口腔・鼻腔吸引手順．を基に作成〕

表2 気管内吸引用カテーテルのサイズ，挿入の長さ，1回の吸引時間

	カテーテルサイズ (Fr)	吸引圧 (kPa：キロパスカル)	挿入の長さ (cm)	1回の吸引時間
乳幼児	7〜10	20〜26以下	カニューレの先端 から+0.5〜1	5〜10秒 以内
学　童	10〜12			
成　人	12〜14			

〔覚えやすい！教えやすい！小児看護技術．こどもケア 10(4・5)：81，2016．／厚生労働省：喀痰吸引等指導者マニュアル（第三号研修）；気管カニューレ内部吸引手順．を基に作成〕

③ 吸引の刺激による嘔吐

　口鼻腔からの吸引では，嘔吐反射を誘発しやすいため，食後すぐの吸引はなるべく避ける。口蓋垂（のどちんこ）を刺激すると嘔吐を誘発しやすい。注意していても嘔吐が避けられない場合はあるが，嘔吐物の誤嚥による呼吸器感染症に対処するため，嘔吐した場合の対応を理解しておく必要がある。

④ 吸引における感染予防策

　吸引の実施に際し，ケア提供者の身支度は各施設の感染予防策の基準に準じる。防護具の着用や手指衛生など適切な感染予防策を実施し，ケア提供者が感染症の媒介にならないように留意する。

107

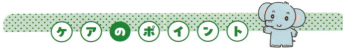

ケアのポイント

POINT 1　分泌物が増える状況を理解する
- 「いつ（24時間のなかで何時ころ）」「どんなとき（覚醒時，筋緊張が強いときなど）」に分泌物が増加するのかを知ると吸引が必要なタイミングを予測でき，呼吸状態をよい状態に保つケアにつながる。

POINT 2　吸引が必要な状態かアセスメントする
- 口鼻腔から分泌物が噴出している，胸部の聴診で副雑音が聴かれる，呼吸音の減弱がある，気道分泌物の貯留により咳嗽が誘発されている，誤嚥したなど，吸引が必要な状態であるかアセスメントしてから吸引を実施する。
- 口腔内の分泌物は体位の調整で流涎として排出でき，良好な呼吸状態を維持できれば，必ずしも吸引が必要ではなく，吸引による苦痛を軽減できる場合もある。

POINT 3　吸引は苦痛を伴う手技であることに留意する
- コミュニケーションが困難で開口が困難な場合もあるが，咳嗽時のタイミングに合わせて吸引カテーテルを挿入する，または口角の隙間から挿入する。

POINT 4　吸引時間はできるだけ短くする
- 吸引時間は10秒以内とされているが，できるだけ短時間で終わらせる。1回の吸引で分泌物を取りきろうとしない。
- 1回の吸引で十分に分泌物が吸引できない場合は，複数回に分けて吸引する。
- 吸引の仕方により粘膜損傷，低酸素などの合併症を引き起こすため，吸引手技，1回の吸引時間を守る。

POINT 5　吸引による粘膜損傷に留意する
- 吸引チューブの先端部分は側面に複数の穴が空いている。穴から分泌物が吸えるよう，指先でチューブをやさしくひねるように回しながら吸引する。
- チューブ挿入時に先端で粘膜を突いたり，こすれたりしないよう愛護的に速やかに吸引する。

POINT 6　吸引中・吸引後の呼吸状態を観察する
- 吸引中や吸引後に酸素飽和度の低下や顔色不良がなく，気道分泌物が除去されたことで呼吸状態が改善されたかを観察する。
- 人工呼吸器で陽圧換気中のこどもは，吸引の陰圧によって肺胞が虚脱しやすい。吸引後にバッグ・バルブ・マスクで換気し，つぶれた状態の肺胞を膨らませて呼吸器を装着するとよい。

POINT 7　気管カニューレの事故抜去に留意する

- 気管カニューレに接続する人工鼻，またはフレキシブルチューブ（呼吸器回路の一部で呼吸器回路と気管カニューレを接続する物品）を外す際，カニューレを押さえて軽くねじ上げるようなイメージで外す。フレキシブルチューブを気管カニューレから外す際に，フレキシブルチューブとともに引っ張られ，事故抜去とならないよう留意する。

column　呼吸器の接続部が外れない!?

気管カニューレに接続する人工鼻などとの接続部に分泌物が固まって取れない場合は，接続部を無理に外そうと試みたり，分泌物を取ろうとせずに受診する。分泌物が固くなる原因を医師と共有し，指示に従う。

酸素飽和度モニターの低温熱傷に注意！

プローブは手または足の指に正しく巻く。プローブ装着による低温熱傷，長時間の圧迫による皮膚損傷の危険がある。装着部位を観察し，装着部位は定期的に変更する。

発光部
受光部

食事・栄養・排泄

1 摂食介助・口腔ケア

知っておきたい知識

こどもが安全においしく口から食べ続けるためには，こどものもつ機能に応じた適切な食形態の提供や，発達段階や健康状態に応じた個別性の高い対応が必要である。

嚥下反射は正常でも，口に取り込むことや押しつぶし，すりつぶし，口の中で保持したりまとめること，喉に送り込むことなどがうまくいかず，安全で効率的に食事をとれないことがある。一般の離乳食の形態では，それらの不具合を補ったり，機能向上を図るには不十分な場合がある。こどもの状態に応じた食形態を見極め，適宜手元で調整するとよい（p168「食べるの工夫」参照）。

1 ペースト状，ムース状
【主な課題：口を閉じて飲み込む，口を閉じ続けていられる】

図1のような口の形がみられたら，口を閉じて鼻呼吸や唾液嚥下ができるか確認する。ゆるいペースト状の食事を口を閉じたまま嚥下できることが，上手に食べるための第一歩である（図2）。スプーンはボール部が浅く，幅は口の大きさに合ったものを選ぶ（図3）。

口を閉じてペースよく嚥下できるようになれば，ムース状まで硬くしていき，舌と上顎での押しつぶしを促す。食材によりできあがりの硬さが異なるため，硬いほど難易度は高くなる。口を閉じる介助をしても押しつぶしきれず口に残ったり丸のみしてしまう場合は，適宜スプーンの背などでつぶしてから介助する。スプーンでムースを細かく切ってしまうと口の中で散らばり，むせる原因になることがあるため注意する。ゆるいペーストや液体には，ゲル化剤を添加すればムースに近い物性に調整できる。

2 マッシュ，全粥
【主な課題：口の中で食物をまとめる】

口を閉じ続け，しっかりと口角を引いて嚥下している様子があれば，マッシュや全粥など，不均質な物性（ペースト状の中に軟らかい粒などを含む）のものも食べられるようになってくる。口を閉じる力や舌で送り込む力が弱い場合は，イモなど付着性（べとつき）の高い食材をいやがったり，窒息のリスクが高まることがあるため注意する。

水分摂取にはとろみが必要な段階であるが，増粘剤やゲル化剤の過剰な使用は付着性が高くなり誤嚥リスクを高めるため，適切な濃度を見極める必要がある。きざみ食が提供されている場合は，口の中に散らばることを防ぐために，あんかけやゲル化剤などを活用し，まとまり（凝集性）をもたせる工夫をするとよい。また粥は，食べているうちに茶碗の中で水っぽくなり（離水），むせやすくなることがある。米粒だけが口に残り，水分が先に喉を流れていくためであり，事前に粥にゲル化剤を

110

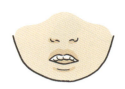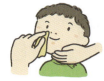

鼻呼吸の確認　　唾液嚥下の確認

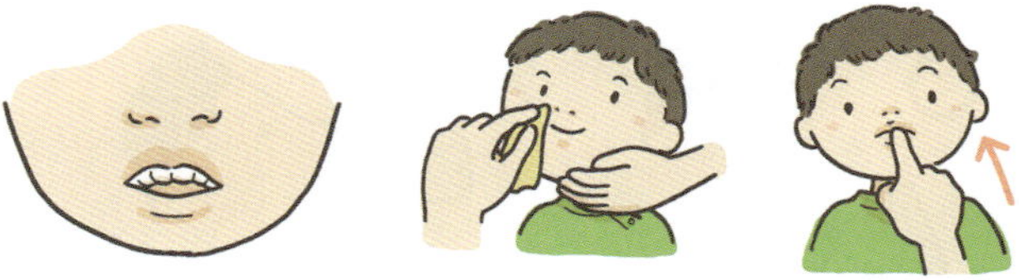

図1 上唇が山の形をしている・口が開いている

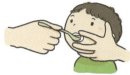

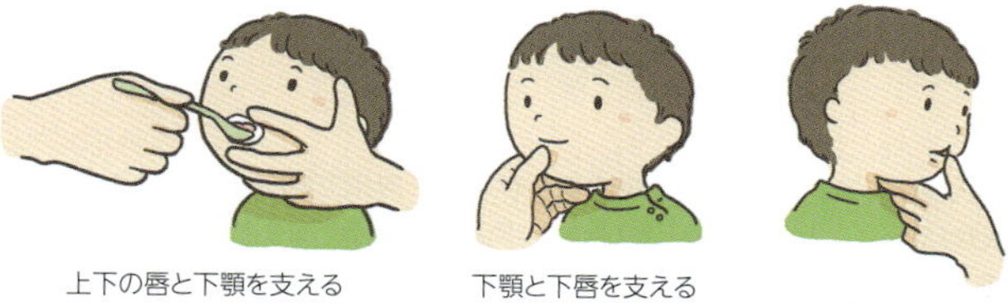

上下の唇と下顎を支える　　下顎と下唇を支える　　顎を引いて口を閉じられるようにする

図2 口を閉じたまま嚥下できるための介助方法
飲み込み終えるまで手を離さない

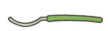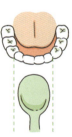

浅い（第1選択）　　深い

深いスプーンで介助したときにスプーンに食事が残るうちは浅いスプーンを選び，上唇で取り込む練習をする

図3 スプーンの選び方

スプーンのボール部の幅は前歯4本分くらいが目安

混ぜることで離水を防ぎ，まとまりを保つことができる。

3 軟菜，軟飯
【主な課題：口や手を複雑に動かす，主体的に食事をする】

　口の中で溶けやすいスナック菓子などを前歯でかじりとったり，舌を左右に動かして奥歯に運ぶことができるようになると，軟らかく形のある食事に挑戦する時期になる。安定した坐位姿勢を保ち，手で食事に触れ操作する経験を増やす時期でもある。手づかみ食べができる食材で一口量を学習できるよう，そばについて口に詰め込みすぎたりしないか見守ったり手伝って，経験を積めるようにする。最初は

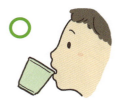
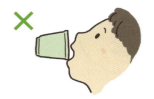

顎を引き,上下の唇でコップ　　顎を上げ,口を開けたままで
のふちをはさむように促す　　　は誤嚥の危険がある

図4　コップ飲み

おやつ(スナック菓子やバナナなど)が活用しやすい。奥歯で噛みしめる動きや,コップから飲む(図4)など,複雑な口の動きを学習する時期でもあり,こどもの要求や能力に応じた複雑なやり取りから介助者との相互作用も促進される。

4 口腔ケア

　食べる機能が未熟なこどもは,口周囲に触れられることが苦手で,口周囲の筋肉が硬い,歯ブラシを噛んでしまうなどから,歯磨きしにくいことがある。また,協調運動が未熟で口腔内に食物残渣が多い,口腔内が乾燥しやすい,頻繁な食事摂取や嘔吐など,う蝕や歯肉炎になりやすい口腔内環境になりがちである。普段から口周囲に触れる機会を増やしたり,口周囲の筋肉のストレッチ,笛を吹く遊びやぶくぶくうがいの練習などを行うことは,歯磨きのしやすさだけでなく,食べる機能の向上にもつながる。規則正しい食生活と食後の歯磨き,定期的な歯科受診で口腔内環境を整える必要がある。

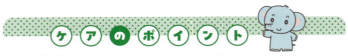

POINT 1　食事の準備:食形態や好みを見極め,調整する

- 同じペーストでも,食材によって舌触りや食べやすさは異なる。こどものそのときの健康状態や食事への意欲も毎回異なる。こどもの食べる機能の課題とそのときのこどもの様子に応じ,「安全で確実な摂取」と「食べる機能向上」とのバランスを考慮する。

POINT 2　環境設定とあいさつ:食事の開始と終了の合図,ルーティン

- 食事開始や終了を認識しにくい,集中しにくい,食事の拒否が強いなどの場合,こどもにとってわかりやすい合図を活用する。
- 活動にめりはりをつけ,生活の見通しを立ちやすくしたり,食べる場所,あいさつの方法,食べる内容や順序など,こどもに合ったルーティンをつくる。

看護ケアのポイント Ⅳ

POINT 3 「正しく食べる」ことと「時間内に食べ切る」こと

● 食べる機能のステップアップのための課題に沿った正しい介助は大切である。一方で、こどもが疲労せず集中できる時間内に、必要な栄養と水分を摂取できるよう介助することも同様に大切である。

● 前半は口を閉じる介助を一口ごとに行い、後半はスピードや摂取量を重視するなど、臨機応変に対応する。

● 少量で高エネルギーの摂取ができる食事内容の工夫も必要である。

POINT 4 食後の歯磨き

● 鼻呼吸が苦手な場合は口腔ケアの途中で適宜、口腔内の吸引か唾液嚥下を促して、口腔ケアで増加した唾液を安全に処理できるようにすると苦しくない。深い口蓋、頬粘膜や舌に付着した汚れは、スポンジブラシなどを用いて除去する。

ケアの 再 チ ェ ッ ク !

☆ 安全に食べるための健康状態は整っているか?

➤ 呼吸状態、嘔気・嘔吐、てんかん発作や睡眠リズム、排便状況など、全身状態が安定していて機嫌がよく、食欲があるかどうか確認する。

☆ 食事姿勢や食具は適切か?

➤ こどもの状態に応じた適切な食事姿勢や食具が選択されているか確認する。

☆ 適した食形態に調整されているか?

➤ メニューの好みや物性を確認し、こどもの調子に応じて安全性や摂取量の確保も考慮した形態に整える。

column

困った! 食べてくれない!

食べる機能には問題がないが、食事を拒否して経管栄養や哺乳、特定の食べ物だけに依存するこどももいる。こどもの発達特性から、変化に敏感、用心深い、こだわりが強いなどがあり、食事自体を恐怖ととらえていることがある。こどもが受け入れられる食事を提供し、無理強いせず、受け入れる食事と特徴が共通したものにチャレンジする機会をつくり、徐々に受け入れられる食事を増やしていく。多くは数年かけて食べられるようになっていく。

排泄 食事・栄養・

摂食介助・口腔ケア

胃ろう、腸ろう、経鼻経管栄養

ⅠVH

排泄ケア

113

食事・栄養・排泄

2 胃ろう，腸ろう，経鼻経管栄養

知っておきたい知識

摂食嚥下機能に障害があり，誤嚥性肺炎や胃食道逆流症を繰り返すときや，経口からの栄養摂取では不十分なときには，胃ろう，腸ろう，経鼻経管栄養などの方法がある。

1 胃ろう

経腸栄養を長期間使用する際や経鼻胃管の使用時に誤嚥性肺炎を起こしたり，身体の変形により胃管チューブの挿入が困難な場合には胃ろうによる栄養法が選択される。一般的に使用される胃ろうの種類を図1に示す。胃ろうは経鼻経管栄養とは異なり，咽頭部の違和感が少なく，経口摂取と併用しやすい。

バルーンタイプでは，固定水の確認が必要である。計画外抜去時（p133「デバイスの抜去（経管栄養チューブ，胃ろう）」参照）はろう孔が塞がらないように早急な対応が必要となる。

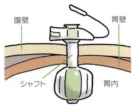
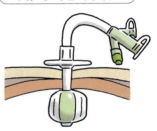

バルーン・ボタンタイプ
- 体表面の露出が少ない
- 入れ替えの苦痛が少ない
- バルーンが縮むと容易に抜ける

バルーン・チューブタイプ
- 接続が容易
- 入れ替えの苦痛が少ない
- 体表面にチューブが出ているため，邪魔になる
- チューブ内が汚染しやすい

図1 胃ろうの種類

2 腸ろう

身体的な変形が強く，胃ろう造設が困難であったり，胃ろうからの注入では誤嚥が続いたり，十二指腸への流れが悪いなど管理で難渋する場合は，腸ろうが検討される。原則，胃ろう造設が第一選択とされる。また，現在はPEG-J（図2）のように，胃ろうのろう孔から十二指腸や空腸へカテーテルを留置し腸ろう化するものが

看護ケアのポイント Ⅳ 食事・栄養・排泄

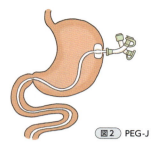

図2　PEG-J

普及している。挿入，交換は透視下で行うため，病院で実施される。また，腸液の漏出により皮膚トラブルが悪化しやすい。胃ろう同様に計画外抜去時は，ろう孔が塞がらないように早急な対処が必要となる。

3 経鼻胃管栄養

鼻腔から胃までチューブを挿入して栄養を補給する方法である。メリットとして，手技を取得すれば比較的安全に挿入することが可能である。外科的な処置を要しない。デメリットは，嚥下機能や咳嗽反射が起こりにくい場合は，気管への誤挿入をする可能性がある。また，チューブの固定による刺激からスキントラブルが起こりやすい。

チューブが細いため，ミキサー食などは不向きである。また，顔の周辺にチューブを固定するため，計画外抜去のリスクが高い。

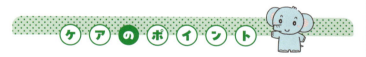

POINT 1　胃ろう・腸ろうはスムーズに「くるくる回って，ピコピコ上下に動く」ことを確認する

胃ろうや腸ろうのバルーンやチューブのストッパーと腹壁の間に1～2cmの遊びをもたせる。抵抗感なく360°回転するか，注入ごと(最低でも1回/日)に確認する。確認の際は，胃ろう・腸ろうを軽く押し込んで回す。回転や上下の動きに抵抗がある場合，バンパー埋没症候群が疑われる。

バルーンや内部バンパーによりろう孔が過度に締めつけられたり，持続的な圧迫が続くことで，バンパー埋没症候群や潰瘍形成につながる。こどもの体重が増加するなどして腹壁の厚さが変化することで締めつけが強くなることもある。成長も踏まえ，シャフトの長さが適切かどうかも確認する。

POINT 2　胃ろう・腸ろうは腹壁(皮膚)に対して垂直に固定し，圧迫を避ける

胃ろう・腸ろうのシャフトやカテーテルが皮膚に垂直になるように固定する。斜め

に固定されると，ろう孔の片側だけが圧迫され，潰瘍や肉芽の原因となる。ティッシュをこよりにしてふんわりと巻き付けたり，化粧用のパフ，Yカットガーゼなどで垂直のまま固定できる工夫をする。

腹臥位を行うときには，胃ろう・腸ろう部は腹臥位装置に穴を開けたり，クッションを使いながら空間をつくり，圧迫を避ける。こどもがずり這いをする場合も禁止する必要はなく，腹巻きなどを使用し，胃ろう・腸ろうと皮膚の擦れを避けながら，こどもの活動を妨げないよう工夫をする。滑り台は腹ばいで滑らないように留意する。

POINT 3 　胃ろう・腸ろう周囲の皮膚をケアする

ろう孔からの漏れにより，皮膚が浸潤・浸軟し，刺激が強い胃や腸の内容物により皮膚トラブルが生じる。内容物が漏れやすい時間帯や状況を観察し，注入速度や注入内容を検討する。

胃ろう・腸ろう周囲は弱酸性石鹸を泡立て，1日1回は洗浄し，しっかりと水分を拭き取る。漏れによる皮膚トラブルの予防策として，ワセリンや皮膚被膜剤をろう孔周囲に使用するとよい。皮膚トラブルによる瘙痒感や疼痛により，こどもが気になり頻回に胃ろう・腸ろうに触れてしまうことがある。ロンパースを着せたり，腹巻きを使用する，注入中のチューブ類は背部から出るようにするなどして計画外抜去に留意する。

POINT 4 　バルーンの固定水は定期的に確認する

交換時に痛みが少ないことや万が一抜けてしまってもろう孔が傷つきにくく扱いやすいことから，バルーンタイプが使用されやすい。バルーンの破損や固定水が不十分なことで計画外抜去に至るため，固定水は1～2週間に1回は確認し，入れ替える。バルーン水は蒸留水を使用する。

ずり這いなどにより圧迫される頻度が多かったり，胃への圧力がかかりやすい状況（排痰補助装置の陽圧が胃へリークしているなど）がある場合，バルーンが破損しやすい。そのような状況においては，頻回に固定水を確認することを検討する。

column

バンパータイプの胃ろう

バルーン型の胃ろうのほか，シリコーン製のストッパーで固定するバンパー型の胃ろうもある。バンパー型は，抜けにくく，交換頻度も4～6カ月に1回と少ない利点がある一方で，入れ替えの際に苦痛を伴うことや，計画外抜去の際にろう孔を傷つけてしまうこともあることから，こどもで使用される頻度は少ない。

食事・栄養・排泄

3 IVH

知っておきたい知識

中心静脈栄養法（IVH）は長期的に使用可能な非経腸栄養法である。皮下埋め込み型ポートは、度重なる穿刺による苦痛を少なくし、在宅での安定した栄養管理、薬剤投与の手段としても活用されている。

IVHには、さまざまなカテーテルが用いられている。在宅で用いられる代表的な中心静脈カテーテルは、トンネル型中心静脈カテーテルと皮下埋め込み型ポート（以下、ポート）の2種類がある。トンネル型中心静脈カテーテルは、カテーテルの一部分が皮下組織と癒着することで事故抜去の危険性が低いことや、皮膚からカテーテルが体外に出ている特徴がある。ポートは、手術によって皮膚の下にカテーテルが埋め込まれている（図1）。非使用時には体外に接続されたカテーテルがなく生活制限が少ないことや、管理が比較的容易であるといった特徴がある。

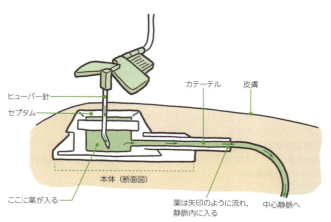

図1　皮下埋め込み型ポートの構造

1 カテーテル関連血流感染症

一般的な観察項目（ポート周囲の血液や膿の付着、皮膚の発赤、皮膚の汚れ、ドレッシング材の剥がれ）だけでなく、瘙痒感や違和感など、普段と異なる様子に気づくことが感染症の早期発見につながる。

2 薬液の皮下漏出

ポートでは、さまざまな原因により薬液が皮下に漏出する。原因としては、誤った穿刺や外力によりヒューバー針が浅くなることや、体内に埋め込まれているカテーテルの閉塞・屈曲、ポートの反転やセプタムの損傷などがあげられる。異常の早期発見として行う主な観察項目を表1に示す。輸液の滴下に関しては、姿勢や腕の上げ下げにより変わる場合があるため、活動に合わせて観察を行う。

異常時には速やかに輸液を中止し、医師に報告が必要である。とくにこどものIVHでは、皮膚を損傷しやすく、皮下漏出を予防するためにカテーテルの固定が重要である。

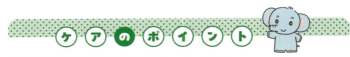

表1 中心静脈栄養においての主な観察項目

- ヒューバー針の固定状況(セプタムに対して垂直か)
- 輸液交換時のルート内への逆血
- 穿刺部位の皮膚の状態(腫脹、発赤、薬液の浸み出し)
- 穿刺部位の痛みや違和感
- 輸液の滴下状況

ケアのポイント

POINT 1 感染予防(穿刺部位とライン管理)

- ドレッシング材の汚染や不必要な剝がれがないようケアの工夫が必要となる。
- 穿刺部位の皮膚に手が届かないよう、襟口の大きくない衣服を選択することや、スタイ、スカーフなどで覆うとよい。
- 入浴介助時、穿刺部位のドレッシング材が剝がれないように、ドレッシング材の上にガーゼや不織布を被せ、さらに上から防水フィルムで覆う。
- 気管切開カニューレを挿入している場合、人工呼吸器の加湿や喀痰により穿刺部位のドレッシング材が汚染され、剝がれやすくなるため、回路の位置の調整やタオルなどで保護を行う。

POINT 2 抜去予防・固定の工夫

- ヒューバー針を穿刺しIVHを行っている場合、カテーテルを適切に固定し、抜針や薬液漏出を予防する必要がある。
- カテーテルは、引っ張られる外力に耐えられるよう、J字のループをつくって固定する(図2)。
- 動ける医療的ケア児では、カテーテルは衣服に沿わせ、手足に絡まらないように胸部から背部にかけてテープで固定する(図3)。
- 寝返りなどができない場合においても、手足にカテーテルが絡まないよう、最小限のタオルなどでカテーテルを覆う。

看護ケアのポイント Ⅳ

食事・栄養・排泄

摂食介助・口腔ケア

胃ろう、腸ろう、経鼻経管栄養

IVH

排泄ケア

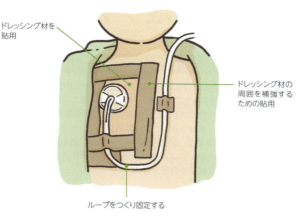

ドレッシング材を貼用

ドレッシング材の周囲を補強するための貼用

ループをつくり固定する

図2 ヒューバー針の固定方法

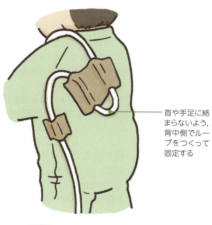

首や手足に絡まないよう，背中側でループをつくって固定する

図3 カテーテルの固定方法

119

食事・栄養・排泄

4 排泄ケア

知っておきたい知識

　重症児は排尿や排便の自立は難しい場合が多く，常におむつを使用するため，おむつかぶれによる苦痛を伴うこともある。また，筋緊張の異常，運動機能障害，寝たきりの状態による腸蠕動の低下などが排尿障害や排便障害を引き起こす。

　排尿障害は尿閉による苦痛や残尿による尿路感染につながる。また，便秘や下痢，便失禁などの排便障害は，排便時や皮膚トラブルによる苦痛，さらには筋緊張にも影響する。重症児は，苦痛や不快を言語やサインで示すことが難しいため，症状や表出など客観的な判断が必要である。

■1 排尿障害（蓄尿障害，神経因性膀胱）

　蓄尿障害（膀胱容量低下または膀胱収縮力低下）は，脊髄中枢の反射性排尿の効果が不十分なため起こる。尿排出障害は，神経障害により蓄尿・排尿の指令を脊髄へ伝えることができず，膀胱が収縮しない（神経因性膀胱）ため生じる。「無尿・乏尿」（p78）も参照のこと。

① 導尿管理

　膀胱内の残尿を排出することで細菌の増殖を抑えて尿路感染を予防し，膀胱内圧の上昇や尿管への逆流を防ぎ，水腎症や腎盂腎炎を予防する。膀胱に長期間留置しておく方法と，長時間排尿がみられないときや腹部膨満感が顕著なときだけでなく，決められた時間に定期的に行う間欠導尿がある。

② 膀胱ろう

　神経因性膀胱などの下部の尿路通過障害がみられる場合に，尿を出すためのカテーテルを恥骨の上の腹壁から直接膀胱内に留置する方法である。カテーテルが抜けた際には，閉じてしまわないようにネラトンカテーテルを挿入し，すぐに受診する。

■2 排便障害（便秘や下痢，便失禁など便の排泄に伴う障害）

　重度の中枢神経障害があることにより，便意をはじめ胃結腸反射や排便反射が生じにくく，腹圧もかけられないため便秘となる。また，胃チューブからの経腸栄養による下痢を引き起こすなど，下痢と便秘を繰り返すことが多い。（p55「下痢」，p58「便秘」参照）。

① 摘 便

　肛門付近の便を取り除き，直腸粘膜を刺激して直腸の収縮を誘発し排便を促す。

② 浣 腸

　グリセリン浣腸液の浸透圧によって腸管内に水分を引き込み，便を軟らかくし，腸の蠕動運動が刺激して排便を促す。

③ ストーマ（人工肛門）

　腹壁に腸管を露出し，消化・吸収が終わった食物が流れてくると腸管から便とし

て自然に排泄される方法である。消化管閉塞や短腸症候群，壊死性腸炎などに伴う通過障害が起こった場合にストーマが造設される。

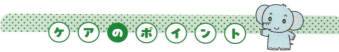

POINT 1 排泄物の観察を行う

- 言葉やサインで訴えることが困難であるため排泄物を観察し，異常を早期発見することが重要である（表1，図1）。

POINT 2 自然な排泄を促す

- 排便障害は食事内容や水分摂取量の影響を受けやすいため，食事形態，食事摂取量，食事内容，水分摂取量を整える。側弯や拘縮により腹圧がかかりにくいという特徴があるため，日常生活においてリハビリテーション，ポジショニング，抱っこ，遊びなど，他動的にからだを動かす。
- 定期的にトイレに誘導するなど，こどもがもっている力を引き出しながら排泄を促す（p182「トイレットトレーニングの工夫」参照）。

POINT 3 処置に伴う苦痛を最小限にし，合併症を起こさないようにする

① こどもの生活に合わせて浣腸などの処置を行う

- 自然な排泄を促しても困難な場合は処置を行うが，こどもの生活に合わせて実施する。具体的には，処置がこどもの負担にならないように，食後30分～1時間や入眠中の実施を避けることが大切である。
- 排泄後は陰部や殿部の清潔を保ち，不快感が軽減されるように入浴前に実施するなど，こどもの苦痛が軽減されるような工夫が重要である。

② 皮膚トラブルに注意する

- 皮膚が脆弱であるため，おむつやテープなどで簡単に皮膚トラブルが起こる。皮膚トラブルにより痛みや瘙痒感が生じると，こどもたちはいやがっておむつの中に手を入れようとしたり，膀胱ろうやストーマの周囲を触ろうとするため，皮膚のトラブルを起こさないように注意する（p69「皮膚トラブル」参照）。
- 排泄後は素早くおむつを交換し，おむつ皮膚炎を起こさないためには，「強くこすらないこと」や「おむつのこまめな交換」といった取り組みが大切である。おむつかぶれを起こしている場合には，程度に応じて軟膏（亜鉛華軟膏）を使うと治りがよくなる。また，陰部や殿部が湿潤した状態を防ぐためには，吸水・保水能力が高い高分子吸収材のおむつの選択や撥水クリームを用いるとよい（p72「失禁関連皮膚炎」参照）。
- 膀胱ろう，膀胱留置カテーテルでは，挿入部位の発赤や疼痛，膿の付着の有無，カテーテル周囲からの漏れや滲出液の有無，固定しているテープによるかぶれに注意する。カテーテルを固定しているフィルム材やテープ類は剥離剤で剥がしてテープ貼付部位は毎回ずらし，被膜剤を使用する。また，膀胱ろうやストーマはアル

表1 排尿にかかわる観察のポイント

観察点	ポイント
1回の排尿量	● 1回の排尿量が極端に多い・少ないなど
排尿間隔・回数	● 排尿間隔が極端に空く，15〜30分ごとに排尿している，1日の尿回数が3回未満または10回以上
尿の色	● 尿の色が濃い，肉眼的血尿の有無
尿の性状	● 浮遊物，砂状の結晶，結石，血液塊，粘液など混濁物の有無，尿の泡立ちが目立つなど
尿臭	● においが強い，甘いにおい，アセトン臭など異臭の有無
尿道口の異常の有無	● おむつや拭き取り時に血液・粘液・膿などが付着していないか，拭き取り時に顔をしかめる・声を出す，筋緊張亢進，からだをよじるなど
排尿時痛の有無	● 顔をしかめる・声を出す，筋緊張亢進，顔面紅潮，からだをよじるなど
膀胱緊満の有無	● 排尿前後で下腹部の膨隆・緊満の変化など

（竹田佳子：排尿を安定させるためのケア．倉田慶子，他編，ケアの基本がわかる重症心身障害児の看護；出生前の家族支援から緩和ケアまで，改訂版，へるす出版，pp132-144，2023．より引用）

タイプ	便の性状		便の特徴	
1	便秘	コロコロ便	硬くてコロコロの便	
2		硬い便	粗く固まった便	
3	正常	やや硬い便	水分が少なくひび割れた便	
4		普通便	適度な軟らかさの便	
5		やや軟らかい便	水分が多く非常に軟らかい便	
6	下痢	泥状便	形がなく泥のような便	
7		水様便	水のような便	

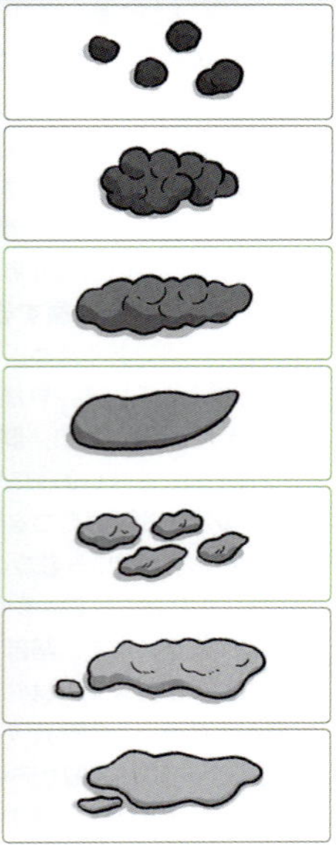

図1 ブリストルスケール

カリ性の尿や便が長時間皮膚に付着することによって，皮膚トラブルが発生するため，尿や便などの排泄物をしっかりと洗い流す，もしくはやさしく拭き取り，適度に保湿を行った後にパウチを貼用する。

③ 合併症を引き起こさないように注意する

● カテーテル感染を引き起こさないように，清潔操作および陰部・尿道口の清潔保持が重要である。また，カテーテルを挿入した状態で腹圧をかけ，排出させる際に圧迫が強すぎたり，車椅子への移動やベッド上での活動時にカテーテルや尿バッグが挿入部位より高い位置にあったりすると，尿が逆流し逆行性尿路感染を引き起こすため注意する。

● 導尿や浣腸などのカテーテル挿入時は痛みによる筋緊張を避けるため，挿入時は潤滑油を用いてゆっくり行い，粘膜を傷つけないように注意する。筋緊張が高くなる場合は緊張が落ち着いてから挿入を進める。無理に押さえて開脚することで骨折や脱臼を引き起こさないように注意する。

ケアの 再 チ ェ ッ ク ！

☆ 尿や便の回数や性状に異常はないか？

➤ 排泄ケアごとに排泄物の観察を行う。

☆ できるだけ自然な排泄を促せているか？

➤ 適切な水分・栄養摂取ができているか確認する。

☆ 排泄ケアにおける苦痛緩和と合併症に注意しているか？

➤ 骨折，感染，粘膜損傷，皮膚トラブルに注意して排泄ケアを実施する。

column
導尿のセルフケアをやってみよう！

　個人差はあるが，幼児後期に手洗いやカテーテルの準備など興味のあることから始め，その後，手技の確立，時間管理や清潔概念がもてる8～9歳ごろにセルフケアが確立できるように支援する。排泄方法は違うが，他のこどもと同様に排泄習慣として自己導尿のセルフケアが獲得できるように，導尿のタイミング，使用物品と方法，実施場所など，自宅や学校での調整が重要となる。

与薬

1

内服薬・坐薬

知っておきたい知識

　こどもはさまざまな合併症をもつことが多く，多種類の薬剤を使用している場合がある。確実に薬効を得るには，嚥下機能や誤嚥・嘔吐などにかかわる合併症（表1）をよく知り，そのこどもの心身機能や特性に合った剤形や投与経路を選択して安全に与薬する必要がある。

表1　与薬時に知っておきたいこどもの主な特徴

嚥下機能にかかわること	認知力，理解力，てんかん，睡眠障害，視聴覚障害，嗜好，原始反射の残存，緊張性咬反射，呼吸障害，消化管障害
誤嚥や嘔吐にかかわること	むせない誤嚥（サイレントアスピレーション），胃食道逆流症，側彎症
個人差のある代謝機能	腎機能，肝機能，薬剤の血中濃度，副作用の有無・程度

1 散剤・顆粒剤

　薬の味を感じやすいため内服時の工夫が重要である。白湯などに溶解すると成分の化学変化が起こるため，時間を置かずに与薬する。また，配合禁忌や相互作用について理解しておくことで，薬効の変化やにがみの増強などを避けた適切な与薬ができる。

2 錠剤・カプセル剤

　年少児には適応しないほか，認知力や理解力・嚥下機能に課題があるこどもの場合は，吐き出してしまうことがある。また，薬効の持続や発現に影響することから溶解や粉砕ができない場合があり，薬剤の特徴と使用方法を十分に理解しておく必要がある。

3 液　剤

　粘稠度や希釈度によって沈殿する場合がある。容器をゆっくりと転倒混和させて濃度を均一にし，必要量を計量して用いることで，正確な含有量を与薬することができる。

4 坐　薬

　経口投与が難しい場合に有用で，重症児では使用頻度が高いが，挿入の刺激による排便や，不快感による腹圧，筋緊張の亢進で坐薬が排出される場合がある。

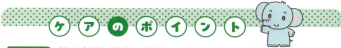

ケアのポイント

POINT 1　経口内服の場合は確実に内服できるよう十分に工夫をする

- 嚥下機能に応じて白湯に溶いたり，服薬補助ゼリーなどのとろみのあるものを使用したりする。アイスクリームなどの嗜好品に混ぜる場合は，摂取できる少量とし，配合禁忌を確認する。
- こどもが安全に内服できるよう，コップやスプーン，スポイトなど用いる食具を工夫する。

POINT 2　錠剤やカプセル剤の特徴をよく知って安全に与薬する

- こどもの嚥下機能や認知機能などを総合的にみて，錠剤やカプセル剤の服用が難しい場合は，他の剤形を検討する。剤形の変更が難しい場合は，簡易懸濁法という，50℃程度の温湯に溶かして投与する方法を用いる。
- 服用前に水分を数口摂ることで，錠剤やカプセル剤が乾燥した口腔内に張りつくことを予防できる。また，いつもどおり嚥下できる状態であることを確認することができる。服用後は口腔内に薬剤が残っていないことを確認する。

POINT 3　経管の場合はチューブの閉塞に留意する

- 水に溶けにくい，粒子が大きいなどの特徴からチューブが閉塞することがある。散剤や顆粒剤は白湯で完全に溶解して投与する。錠剤やカプセル剤は，簡易懸濁法を用いる。いずれの場合も，溶解できる薬剤であることを確認する。

POINT 4　誤嚥や嘔吐に留意する

- 仰臥位は，胃食道逆流を起こしやすく，排気が出にくいことから誤嚥したものが肺下葉にたまりやすい。検査等で服薬後に仰臥位にする場合などは，誤嚥や嘔吐に十分留意する。
- 与薬から30分以内の嘔吐の場合は再投与の必要性を検討し，以後の場合は追加せず経過をみることが多いが，いずれの場合も医師に対応を確認する。

POINT 5　坐薬の場合は排出されていないか確認する

- 坐薬が排出される可能性があるため観察が必要である。排出された場合は，挿入何分後であるか，排出された坐薬の形態はどのようなものかに応じて再挿入の必要性を検討する。

> **column**
>
> **おくすりの時間を守ろう！**
>
> てんかんがあるこどもは，抗てんかん薬の血中濃度を維持することで症状の出現を抑制している。また，筋緊張があるこどもは，筋弛緩薬を服用することで筋緊張やそれに伴う苦痛を和らげることができる。いずれの場合も，決められた時間に内服することが症状のコントロールにつながる。

与薬

2 末梢静脈持続点滴

知っておきたい知識

こどもは，末梢静脈の確保が困難な例が多い。血管の細さや，背景にある疾患によっては血管が蛇行しているケース，四肢末梢の循環不良により血管を確認しにくいこともある。一般的な手背部の表在静脈のほか，各指の付着部や手関節部の静脈，足背，足趾などからの静脈確保を検討し，何度も穿刺することにならないよう工夫が必要である。

認知力や理解力に課題のあるこどもは，痛みなどの苦痛を表現することが難しい場合が多い。重症児にみられやすい骨や皮膚の脆弱性，医療関連機器褥瘡（MDRPU，図1）を考慮して，愛護的なケアや細やかな観察を必要とする。また，突発的な行動で輸液ルートが引っ張られたり，発汗などでテープが剥がれたりすることによる計画外抜去も考慮した固定の工夫が重要である。

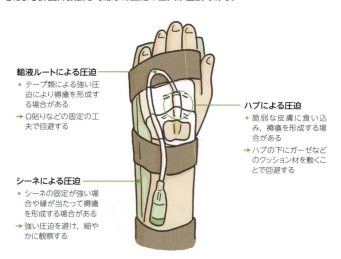

輸液ルートによる圧迫
- テープ類による強い圧迫により褥瘡を形成する場合がある
→ Ω貼りなどの固定の工夫で回避する

ハブによる圧迫
- 脆弱な皮膚に食い込み，褥瘡を形成する場合がある
→ ハブの下にガーゼなどのクッション材を敷くことで回避する

シーネによる圧迫
- シーネの固定が強い場合や縁が当たって褥瘡を形成する場合がある
→ 強い圧迫を避け，細やかに観察する

図1 静脈確保時に起こりやすい医療関連機器褥瘡とその対策

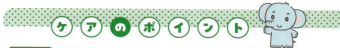

POINT 1 静脈確保時は関節拘縮の程度や四肢の可動域，全身の姿勢を考慮する

- 静脈留置針の固定を見据えて，関節拘縮の程度や四肢の可動域に応じた部位を選択する必要がある。例えば，無理に肘を伸ばそうとすると骨折するおそれがあるため，無理なく静脈留置針を固定できる部位を検討する。また，静脈確保の際にベッド上で臥位をとるよりも，車椅子で坐位をとるほうがリラックスできる場合もあり，筋緊張の亢進などの静脈確保を困難にさせる要因を避けることができるため，全身の姿勢も併せて考慮することが重要である。
- 筋緊張が高いこどもは，下肢の静脈で留置することも考慮する。

POINT 2 部分浴による静脈の拡張を促す

- 重症児は，四肢末梢の循環不良により強い冷感がある場合や血管を確認しにくいことが多い。熱湯に浸したホットタオルなどは熱傷につながる可能性があるため，皮膚の脆弱性のあるこどもにとっては危険性が高い。熱傷などの危険性を避け，効果的に静脈を拡張するには，40℃程度の温湯で手浴や足浴により四肢を温めるとよい。

POINT 3 持続点滴中の観察に留意する

- 痛みなどを正確に表現できない場合があることを考慮し，穿刺部位は可能なかぎり透明フィルムなどの観察しやすいテープ類で固定する。筋緊張などで発汗しやすくテープ類が剝がれやすい場合は，粘着性を考慮したテープ類を選択するなど，こどもの特性に応じて対応し，穿刺部位と周辺の皮膚状態（血管外漏出による発赤，腫脹，疼痛）を細やかに観察し，表情や脈拍，呼吸の変化などの小さなサインをとらえられるよう留意する。
- 固定部位を気にして引っ張ったり，異食がある場合では，固定部位を覆い保護する場合があるが，皮膚トラブルの可能性にいっそう留意して観察する。持続点滴による治療を継続できるよう，好きな遊びに気分を転換するなどの工夫が大事である。

column 皮下注射の安全性と持続性

重症児は，血管や筋肉の発達が十分でないことが多く，静脈注射や筋肉注射よりも安全性の高い皮下注射が選択される場合がある。皮下注射の持続性を利用し，ゆっくりとした薬剤吸収が可能になる。

与薬 3

ボツリヌス療法，バクロフェン髄注療法

知っておきたい知識

ボツリヌス療法（ボトックス注射），バクロフェン（ITB）髄注療法のいずれもが痙縮の軽減をめざすための治療であり，治療目的と特徴（表1）に応じて選択される。姿勢や運動機能の維持・改善のほか，筋緊張の亢進による疼痛や睡眠障害，呼吸障害などの身体的苦痛を軽減することで生活面における改善が図られ，生活の質を豊かにする。

表1 ボツリヌス療法とバクロフェン髄注療法の目的と特徴

治療名	治療の目的	特　徴
ボツリヌス療法	筋肉の痙縮を軽減させることで姿勢や運動機能を維持・改善する	● 薬剤：ボツリヌス毒素 ● 方法：筋肉注射 ● 上肢や下肢などの局所的痙縮に対する療法（上肢屈曲，頭部後屈，側彎，下肢はさみ足など）
バクロフェン髄注療法	内服治療が困難な重度の痙縮とジストニアの治療	● 薬剤：バクロフェン ● 方法：ポンプを腹部に植え込み，カテーテルを介して24時間持続的に髄腔内に送られる ● 広範な全身性の筋緊張亢進に適用

1 ボツリヌス療法

複数箇所に筋肉注射をするため，施注時の疼痛の緩和を図る必要がある。副作用として，局所の疼痛，脱力のほか，消化管運動低下や嘔気がまれにみられる。とくに頸部筋への施注時は，嚥下や呼吸に注意が必要である。これらは2週間以内に発現する一時的なものである。

2 バクロフェン（ITB）髄注療法

スクリーニングで薬剤の効果があった場合に，腹腔内にポンプを植え込むための手術に進む（図1）。電池が消耗する約5〜7年でポンプ入れ替えの再手術をする。プログラマで薬剤の量や速度を調節できる。薬剤の補充は，1〜3カ月に1回外来受診をし，腹部（皮膚）からポンプの注入口に細い注射針を刺して行う。

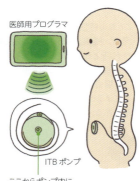

図1 バクロフェン髄注療法

〔バクロフェン髄腔内投与療法（ITB）（一般社団法人日本定位・機能神経外科学会ホームページ）（https://jssfn.org/patient/treatment/itb.html）を参考に作成〕

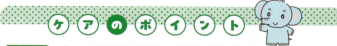

POINT 1 ボトックス注射の場合，施注に伴う苦痛の緩和および症状を観察する

- 複数箇所に筋肉注射を行うため，貼付用局所麻酔剤による痛みの緩和や，好きな音楽を聴くなどの苦痛を緩和する工夫が大事である。
- 施中時から症状を十分に観察し，とくに頸部筋に施注した場合は，分泌物増多や誤嚥などの呼吸状態の変化や咀嚼，嚥下の状態に留意する。必要に応じて生体モニターによる観察を併用する。

POINT 2 バクロフェン髄注療法中はポンプに留意してケアや観察を行う

- 体位変換や更衣の際など，ポンプのある腹部に強い圧をかけすぎないように留意する。
- ポンプやカテーテルの植え込み部位に感染症が起こる場合があり，手術の傷口の痛み，赤み，腫れなどがみられる。また，髄液漏れなどが起こることもある。これらの症状がある場合は受診が必要である。

POINT 3 バクロフェン髄注療法の場合，過量投与や離脱症状が起こる可能性を知っておく

- 薬剤が大量に注入される過量投与や，注入が突然止まることで離脱症状が起こる可能性がある。いずれの場合も注意深く症状を観察する（表2）。離脱症状を防止するには，薬剤補充を確実に行い，激しい運動を避け，ポンプのアラームが鳴った場合は直ちに受診する。

表2 過量投与による主な症状と離脱症状

過量投与による主な症状	● 強い眠気・傾眠 ● 呼吸抑制 ● 意識障害
主な離脱症状	● 痙縮の悪化 ● 感覚の異常（かゆみ，しびれなど） ● 血圧の低下 ● 高熱 ● 精神状態の変化

急変時の対応

1 窒　息

知っておきたい知識

　こどもは,生後すぐの手術,治療などの不快体験や長期入院による経験不足によって,発達が年齢相応でない場合もあり,経口摂取,摂食嚥下に関する情報収集とアセスメントが必要である。食べ物を丸のみしたり,気管に異物が入ってもむせない特性(サイレントアスピレーション)をもつこどももいる。また,経管栄養のみで経口摂取の経験がないこどもであっても,おもちゃやビニール袋などを噛む感覚を楽しむことが好きなこどももいるため,事故予防の観点からもこどもの特性を知っておく。

　不完全閉塞の場合は弱々しい泣き声,咳き込み,ゼーゼーした呼吸などいつもと違う症状が急に出現し,完全閉塞の場合は,会話や呼吸ができない,顔色が急に悪くなる,反応できないといった状態になる(表1)。こどもの直前までの様子と違う,急な変化に気づくことが重要である(図1)。

表1　不完全閉塞・完全閉塞の症状

不完全閉塞の症状	完全閉塞の症状
● 喉や口に手がいく ● ゼーゼーした呼吸 ● 急に咳をする ● 声がかれる,かすれる ● 呼吸が苦しそう ● 泣き声が弱々しい	● 声が出ない ● 顔色が急に青くなる ● よだれが出る ● 反応できない(意識がうすれている) ● 意識消失(反応なし,脱力) ● けいれんすることもある ● チョークサイン

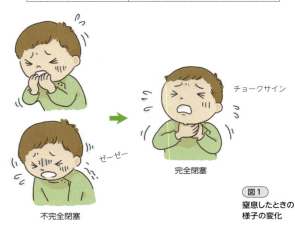

図1
窒息したときの
様子の変化

看護ケアのポイント Ⅳ 急変時の対応

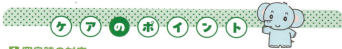

1 窒息時の対応

POINT 1 窒息に気づいたらその場から離れず，すぐに人，救急車を呼ぶ

- AEDまたは除細動器の準備も行う。
- 異物を押し込む可能性があるため，口の中に指を入れて掻き出そうとしない。

POINT 2 背部叩打法，胸部突き上げ法，腹部突き上げ法

- 1歳未満の乳児で反応がある場合には，背部叩打法と胸部突き上げ法（それぞれ5，6回を1セット）を，異物が取れるか反応がなくなるまで繰り返し続ける（図2）。
- 1歳以上の幼児で反応がある場合には，腹部突き上げ法を行う（図3）。乳児には行わない。背部叩打法や胸部突き上げ法も有効である。

POINT 3 反応がなくなったら直ちに心肺蘇生を開始する

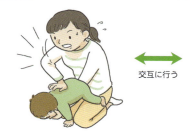

交互に行う

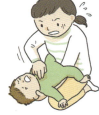

背部叩打法
片腕にうつぶせに乗せ，顔を支えて頭を低くし，背中の中央を平手で連続して叩く

胸部突き上げ法
片手でからだを支え，手掌で後頭部をしっかり支える。心肺蘇生の胸部圧迫と同じ方法で圧迫する

図2 1歳未満の乳児の異物除去

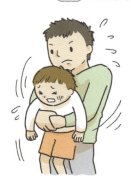

図3
1歳以上の幼児の異物除去（腹部突き上げ法）
後ろから両腕を回し，みぞおちの下で片方の手を握り拳にして，腹部を上方へ圧迫する。乳児には行わない

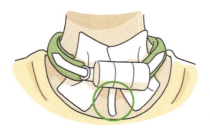

図4
気管カニューレが
抜けていないか確認

2 気管切開している場合

POINT 1 気管カニューレが抜けていないか確認する

- カニューレが抜けたことで呼吸ができなくなっている場合もあるので，必ずガーゼをめくって確認する（図4）。
- カニューレバンドが緩んでいなくても，抜けていることがあるため注意する。

POINT 2 気管カニューレの閉塞

- 気管カニューレが抜去されていないときは，気管カニューレ内の痰や異物による閉塞が考えられる。
  完全閉塞時：カニューレを交換する（p136「デバイス抜去（気管カニューレ）」参照）。
  不完全閉塞時：吸入（加湿），吸引で痰を除去する。
- 呼吸のたびに「ピーピー」と音が聞こえるときは，痰によるカニューレ内の狭窄が考えられる。
- 無理に吸引チューブを入れると痰が塊のまま気管に押し込まれ，窒息してしまうリスクがあるので無理に吸引せず，カニューレを交換する。
- スピーチバルブを使用している場合は，人工鼻と違い加湿されない（人工鼻をすぐに外してしまうこどもも同様）ため，乾燥し硬い痰となりやすい。
- 加湿目的で普段から行っている吸入は，気道乾燥を予防し，痰による閉塞のリスクを下げることにつながる。

column いざに備えよう

こどもが過ごすあらゆる場において，医療，保育，教育，福祉などそれぞれの専門性や経験から意見を出し合い，誰がどのような役割を担うかなど具体的かつ，実現可能な対応方法を決めておくことがこどもの命を守るために必要である。緊急時の役割分担を表にまとめるなど，誰にでもわかるようにしておくとよい。

胸骨圧迫でどこを押そう

重症児や学童期の側弯があるこどもの場合，仰臥位となったときの姿勢やからだの変形によって胸骨圧迫の部位に迷うこともあるが，ほかのこどもと同じように胸骨の下半分を圧迫する。

デバイスの抜去
（経管栄養チューブ，胃ろう）

知っておきたい知識

日常生活のなかで，こどもはデバイスがあることに配慮して行動することは難しく，抜ける可能性を前提に学校や施設職員と看護師が主治医と共に緊急時の対応についてマニュアルを作成するなど，対策を講じる必要がある。

1 経管栄養チューブ

胃ろうに比べて抜去が起こりやすい。理由としては，固定しているテープの剝がれ，皮膚トラブルによるかゆみ，チューブが引っ張られることなどが考えられる。とくに注入中の抜去は，誤嚥や嘔吐のリスクがあるため注意が必要である。

2 胃ろう

胃ろうは通常，服に隠れており，抜去しても気づきにくいため，服が濡れているときには必ず確認する。また，固定水の減りやバルーンの破損は計画外抜去に至ることがあるため，胃ろうの交換頻度や固定水を定期的に確認しているかなど家族から情報収集しておく。

胃ろうが抜去していた場合，ろう孔はすぐに閉孔するため，速やかに何らかのチューブを挿入し，ろう孔を確保する必要がある。

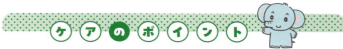

1 経管栄養チューブ

POINT 1　経管栄養チューブ抜去の原因と対策

- チューブを固定しているテープが汚れたり，よだれや水によって濡れると，皮膚から浮いたり剝がれやすくなるため，テープの貼り直しや剝がれかけたテープの上から補強する。
- テープかぶれなど皮膚トラブルでのかゆみでこどもが手で引っかいて抜去することがある。そのため，テープを固定する場所を変更したり，皮膚トラブルの改善について家族や主治医に相談する。
- 移動時や遊び，授業などで行動する場面，着替えのときなどにチューブが何かに挟まったり，物に引っかかったりすることがある。また，チューブの先端がブラブラしていると，本人も周りにいるこどもたちも気になって引っ張りたくなることがある。チューブを引っ張られないようなところにまとめて留めておくとよい。チューブの先端が長時間，からだの下に当たらないように注意する。

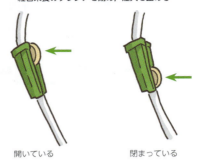

経管栄養のクレンメを閉め，注入を止める

開いている　　　　　閉まっている

図1 注入中に経管栄養チューブが抜けたときの対応

【気づいたのが看護師でない場合】
① まず看護師を呼ぶと同時に，速やかに注入を止める
② 看護師が来るまではそばを離れず，嘔吐する可能性があるため顔を横にして，誤嚥に注意する

【看護師】
① 経管栄養チューブを完全に抜く
② 呼吸状態・全身状態を観察する
③ 口鼻腔内の吸引を行う
④ 対応後は主治医へ報告し，医療機関の受診につなげる

POINT 2　経管栄養チューブ抜去時の対応

【注入中でないとき】
- 経鼻経管の場合には緊急性はないため，次の注入時間までに再挿入できるように調整する。

【注入中に経管栄養チューブが抜けた場合】
- 入っているチューブにかかわらず，誤嚥，嘔吐などのリスクが高いため，すぐに対応が必要である（図1）。

【再挿入】
- こどもの状態が落ち着いたときで再挿入できるように調整する。
- 経鼻十二指腸（空腸）チューブ（EDチューブ）の場合には，病院での再挿入（受診）が必要である。
- 抜去された時間以降，与薬や栄養剤の注入をする必要がないときは，必ずしも急いで再挿入する必要はないため，再挿入するか否か，誰が再挿入するかなど対応については，あらかじめ家族と決めておくとよい。

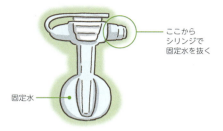

図2 胃ろうカテーテルの再挿入

バルーンの固定水が入ったままの状態でカテーテルが抜けた場合，固定水を抜いてから再挿入する。再挿入することが望ましいが，抵抗がある場合は無理をしない。再挿入ができなかったときのためにも主治医と相談し，ネラトンカテーテルなどを用意しておくとよい

2 胃ろう

POINT 1 バルーン型の胃ろう抜去時の対応

- 固定水が抜けていることを確認し，抜けた胃ろうカテーテルを再挿入する（図2）。固定水は入れず，テープで固定する（バルーンが破損していたり，固定水がその場にないことも考えられ，ろう孔は確保できても注入を再開できる状態かは医師の指示を確認する）。
- 抜けた胃ろうカテーテルが再挿入できなかった場合，少し細めのチューブ（ネラトンカテーテル，吸引チューブなど）を5cm程度挿入してテープで固定する（緊急時に挿入するチューブや何センチ挿入するかは，主治医にあらかじめ確認しておく）。
- 細いチューブも挿入できないときは，ガーゼやタオルで覆い，急いで受診する（命にかかわる状況でないことが多く，救急車要請は不要であるが，状況によって医療者に相談して搬送方法を決める）。

POINT 2 必ず医師へ報告する

- 胃ろう抜去後はいずれの場合も対応後，医師に報告する。
- 抜けた胃ろうが再挿入できても、必ず医師に報告し受診または往診にて医師の指示があるまで，注入を再開しない。

急変時の対応 3

デバイスの抜去
（気管カニューレ）

知っておきたい知識

気管切開をしているこどもは，成長とともに活動範囲が広がり，病院や自宅で経験したことのない活動などで想定外にカニューレが抜けてしまうことがある。また，からだを緊張させて反り返ったり，人工鼻を自分の手で引っ張ったりすることで，自分の感情を表現しようとするこどももいる。そのようなカニューレ抜去を予防し，適切に対応するため，こどもの特性を知ることが大切である（表1）。

表1 計画外抜去の予防

確実な固定	● カニューレバンドとカニューレの接続にゆるみがないか ● バンドの長さは適切か（指1～2本分が入る程度）
個別性に合わせた対策	● 反り返りやすい，人工鼻を投げる・引っ張るなどの行動があるかなど情報収集しておく ● 更衣時は首元が引っかかりやすいため，自分で更衣できるこどもも介助または見守りをする ● 人工呼吸器を使用している場合は，移動時などに回路が引っ張られないように注意する

※ Yカットガーゼがある場合，パッと見ただけではカニューレ抜去に気づきにくい

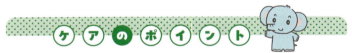

POINT 1　呼吸状態を確認し，人を呼ぶ

- 啼泣すると気管が狭窄して急に呼吸ができなくなるこどもは，できるかぎり早急にカニューレを再挿入する。ある程度の時間，問題なく過ごせる場合は，こどもが落ち着いてから再挿入する。
- 本人が泣いたり，パニック状態になると気管が狭窄し，カニューレが入りにくくなる可能性があるため，1サイズ小さなカニューレを日頃から準備しておく。
- 気管カニューレ抜去から再挿入までの時間的猶予を事前に主治医に確認しておく。

POINT 2　緊急用の物品を用意する

- 気管カニューレ，バッグ・バルブ・マスク，酸素，吸引セットなどを用意する。
- 抜けたカニューレに閉塞や破損がなければ，水洗いして水気を拭き取る，またはアルコール綿で拭いてそのまま再挿入する。

POINT 3　適切な体位をとる

- 肩枕で頸部を伸展させることで，気管孔がケア提供者の正面に確認できる体位にする（図1）。側彎などでからだをまっすぐにすることが難しい場合も同様である。

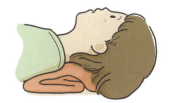

図1 気管孔が確認できる体位
首の後ろに丸めたバスタオルなどを置き、首を軽く反らして気管孔が正面に確認できるように体位を整える

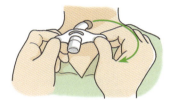

図2 気管カニューレの再挿入
気管カニューレの翼の部分を両手で持ち、本人の左から見たときに「つ」の字のカーブを描くように挿入する

POINT 4 再挿入を行う
- 気管孔の消毒は不要で、痰や分泌物が出ていたら吸引または拭き取るようにする。
- ゼリーなどがあればカニューレに塗布して再挿入を行う(なければそのまま行ってよい)。
- 「つ」の字のカーブを描くように挿入する(図2)。
- 新しいカニューレを挿入した場合は、カニューレの中にある芯(スタイレット)を抜く。

POINT 5 再挿入後の状態を確認する
- カニューレからの呼吸を確認し、確認できなければバッグ・バルブ・マスクで換気する。
- バッグ・バルブ・マスクで換気したときに胸郭の上がりを確認する(p139「バッグ・バルブ・マスク、ジャクソンリース回路」参照)。
- 呼吸状態が回復しないなどの症状がある場合は、救急搬送する。

【救急車ですぐに受診する】
- バッグ・バルブ・マスクで換気した際に皮下気腫が広がる場合には、気管前部の軟部組織(皮下)への迷入が疑われるため直ちに抜去する(図3)。
- 気管孔からの大出血があった場合には、気管腕頭動脈瘻からの出血が疑われるため、カフがある場合にはカフ圧を最大にする。
- 1サイズ小さいカニューレの再挿入も困難なときは、気管孔を塞いでバッグ・バルブ・マスクで口鼻から換気をする(喉頭気管分離をしている場合は口鼻からの換気は無効)。

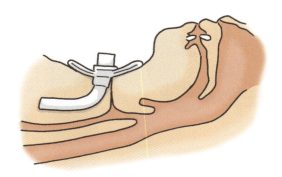

図3　気管カニューレの皮下迷入
再挿入の際に無理に押し込むとカニューレが皮下に迷入してしまうことがある。再挿入後の呼吸の確認は確実に行う

POINT 6　リスク管理

- 学校や保育所，通所施設でカニューレの計画外抜去があることを想定し，施設内の多職種で対応について事前に話し合っておくことが必要である（p130「窒息」参照）。

> **column**
> #### 緊急時の看護師による気管カニューレの再挿入
>
> 気管カニューレの計画外抜去が起こった際の看護師による再挿入は認められている。ただし，医師にすぐ報告する（平成30年の厚生労働省通達による）。疾患，からだの特徴，側彎などの影響で再挿入しにくいこともある。学校や保育所，通所施設で計画外抜去時に対応する看護師は主治医や指導医の下で，担当するこどものカニューレの挿入方法を確認し，実施しておくことが望ましい。

急変時の対応

看護ケアのポイント Ⅳ

4 バッグ・バルブ・マスク，ジャクソンリース回路

知っておきたい知識

1 使用方法のポイント

バッグ・バルブ・マスクやジャクソンリース回路を使用する用手人工換気は，急変時の対応として使用されるほか，排痰ケアの補助としても利用される。共通する部分もあるが，急変時の対応を中心にポイントを述べる。

用手人工換気が必要な状態は，気道の狭窄・閉塞，意識障害や呼吸筋運動の低下に伴う換気の不良，重度のショックや心肺停止による高度の循環不全がある。急変時の適応は，以下2点を判断のポイントとする。

①息ができない（痰詰まりなどの異物や気道の浮腫や腫脹による気道狭窄・閉塞）

②急激な意識の変化：意識障害（低酸素血症や高二酸化炭素血症，脳への低循環など）

また，換気と併せて「気道の確保」が重要であり，マスクを使用するのか，気管切開がされているのかの判断が必要となる。とくに，喉頭気管分離術を受けている場合にはマスクによる換気は無効であるため，事前に気道確保の状況を把握し，ベッドサイドに準備しておく用具にはマスクを外しておくなど，急変時に適した準備をする。

2 バッグ・バルブ・マスクとジャクソンリース回路の共通事項

【準 備】

● 酸素投与は急変時には必須であるため，酸素供給が可能な状況か，器具に接続できるようになっているかを確認する。

● マスクは，鼻の根元から下顎部が覆われる大きさのものが選択する際の目安である。るいそうや顔面の変形，マスクの種類によって，マスクの側面がフィットせずリーク（空気の漏れ）することがあるため，マスクが顔面にフィットするかを事前に確認する。

● リークや破損がないかを確認する。マスクの接続部を塞ぎ加圧することでリークを確認することができる。

● 保管は，飛沫なども含め汚染がないようにする。また，急変時には誰もがすぐに使用できるようにわかりやすく保管する（酸素配管や酸素ボンベの近くに設置する，カラーのビニール袋に入れるなど）。

【マスク】

● ECクランプでマスクの密着と気道の確保を行う（図1）。

● 実施者の手が小さいなどでマスクの密着と気道確保の操作が難しい場合には，両手を使ってマスクを密着させ，もう1人にバッグ換気をしてもらう。1人での実

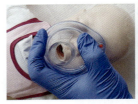
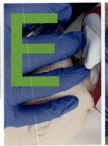
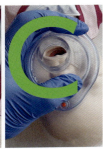

図1
ECクランプ（マスクの固定）
片方の手で親指と人差し指でCの字をつくり，残りの3本の指でEの字のように顎を押さえることで，マスクをしっかりと密着させる

施ができる場合でも，人手がある場合には2人で実施すると換気の安定性が得られる。

【接　続】
- 気管切開カニューレでの気道確保が行われている場合には，マスクを外して直接接続する。
- 接続の際には，垂直に差し込む。
- 接続後は，器具の重荷で気管切開部やカニューレ先端に負荷がかかりやすくなるため，器具は手を放さずに支えておくか，不要であれば外しておく。

【加　圧】
- 年齢による体格の違いに加え，気道の偏位や肺の柔軟性の低下から，適正な換気量（空気を出し入れする量）や圧力などを数値で示すことが難しい。
- 体格に合ったバッグの大きさを選定したうえで，まずはバッグを半分握りつぶす程度の加圧をしたうえで，胸郭の上下が得られるかを確認する。
- バッグを握った際に抵抗を感じない場合には，どこかでリークをしているか，気道の確保が不十分な可能性があるため確認する。
- バッグを握った際に強い抵抗を感じた場合には，気道の狭窄・閉塞，気道確保が不十分な可能性があるため確認する。

3 バッグ・バルブ・マスク（図2）

【利　点】
- 酸素がなくても用手人工換気が可能である。
- 酸素バッグを着けて酸素を使用すると高濃度での酸素投与も可能である。
- 比較的操作が容易なため，家族なども含め非医療者が緊急時に使用する際に有用である。

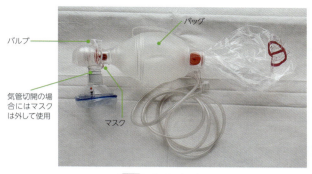

図2 バッグ・バルブ・マスク

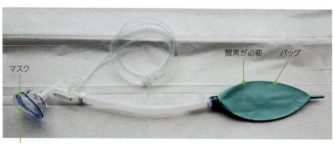

図3 ジャクソンリース回路

【欠　点】
- 呼気はバルブの一方弁に一定の圧力がかかると排気される構造のため、繊細な呼気管理や圧管理には不向きである。

4 ジャクソンリース回路（図3）

【利　点】
- 高濃度酸素の投与が可能である。
- 換気量や圧管理が行いやすい（圧メーターがついているものもある）。
- 呼気が得られやすい。
- 任意の呼気終末陽圧（PEEP）をかけることができる。

【欠　点】
- 酸素がないと使用できない。
- 操作に技術を要することから、医療機関などの施設での使用が有用である。

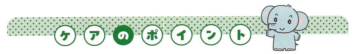

ケアのポイント

POINT 1 　まずは「見る・聞く・感じる」必要性を判断する

- 急変時には「何かをしなくては」という焦りから、思わぬエラーが生じることがある。行動の前に情報を収集するというステップを踏むことにより、落ち着くことができ、適切な判断と実施につながる。
- 用手人工換気が必要な状態は緊急性または重症度が高い状態なので、必ず応援要請を行う。

POINT 2 　確実な気道確保を行う

- どんなに一生懸命にバッグを加圧しても、胸腔内までの気道が確保されていないと効果が得られない。要因となるのは、機器の不良（破損によるリークや接続不良）、不完全な気道確保（舌根沈下などの上気道の狭窄・閉塞や食道・胃への流入）などがある。
- こどもの場合、特殊な気道確保の状況であることが多く、その特性の把握は非常に重要である。喉頭気管分離術の有無、気管切開カニューレのサイズや種類の情報と併せ、どのように気道確保されているのかを把握して、適した方法での換気を選択する。

POINT 3 　換気ができているか評価する（図4）

- リークがある食道・胃へ流入している状況でも、バッグは加圧することができ、換気ができているような感覚を得てしまい誤認しやすい。1つの情報で判断せずに、「口元から上腹部までを目視する」「空気の音を聴く」「バッグの硬さ・柔らかさの変化を感じる」ことで、処置の効果を評価する。

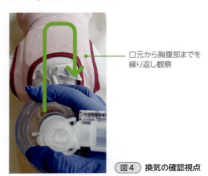

口元から胸腹部までを繰り返し観察

図4　換気の確認視点

POINT 4 　過剰な換気回数や加圧に注意する

- 急変時の用手人工換気では実施者の焦りから、回数の過剰や1回の加圧の過剰が起こりやすい。重症児は、肺のコンプライアンスの低下（肺の柔軟性の低下、

「固くなる」と表現される)や肺の脆弱（破れやすい）の状態にあることが多く，過剰な圧により気胸を合併するリスクが高い。年齢に合った呼吸回数で加圧すること，呼気の時間をしっかりと確保すること（風船を膨らませ続けていると破れる），バッグを加圧するときに強い硬さを感じたらそれ以上は送気しないことで，気胸を起こさないように注意をする。

POINT 5 次に必要なことを考える

● 用手人工換気は応急的な対応である。吸引などの比較的軽微な処置で改善することもあるが，場合によっては心肺蘇生が必要な状態になる可能性がある。

● 在宅であれば救急車の要請，施設内であれば心肺蘇生の準備が必要であり，速やかに移行できるよう周囲の人と協力して対応する。

ケアの 再 チェック！

☆ 適切な準備ができているか？

➤ こどもに適した備品の点検・準備だけでなく，こどもの特性の把握と情報が共有できるようになっているのかを確認する。

☆ 応援要請をしているか？

➤ 何をおいても急変時にはまず応援要請が必要である。1人で対応せず，応援要請を忘れていないかを確認する。

☆ 気道はしっかり確保できているか？

➤ 「見る・聞く・感じる」五感をフル活用して，「胸が上がる効果的な換気」が行えているかを評価していく。

☆ 換気できているかの評価を行ったか？

➤ 酸素飽和度だけでなく，顔色・末梢の血色，意識の変化も観察して，効果的な換気を評価する。

column 高二酸化炭素血症への換気

呼吸筋の脆弱や感染症などの侵襲時で呼吸筋疲労が強くなると，換気不全から高二酸化炭素血症を起こすことがある。このようなときには，呼気を増やし二酸化炭素の排出を促す必要があり，過換気（臨床ではよく「はかせる」「とばす」などといわれる）で用手人工換気を行う必要がある。根本的には人工呼吸器が必要であるが，人工呼吸器装着までのつなぎとして過換気が行われる。とくに重症児では酸素飽和度だけでなく，呼気終末二酸化炭素分圧（$ETCO_2$）の測定ができる生体監視モニターが準備されているとよい。

清潔・休息

1 清潔ケア

知っておきたい知識

　皮膚の表面には脂質酸性膜が存在し，水分の侵入を防ぎ，細菌や真菌の感染を防いでいる。清潔ケアを行う際には，脂質膜を守ることが重要となる。顔面や頭部，背部の皮膚が皮脂過多状態になると尋常性痤瘡（ニキビ）の原因となる。逆に皮脂が少なければ乾燥状態となり，亀裂やかゆみなどを伴う肌荒れの原因となる。

　側彎や関節拘縮があるこどもは，皮膚同士が密接しやすいので皮膚は湿潤傾向になりやすい。湿潤した皮膚は，発赤や水疱形成，擦過傷などを引き起こし，最終的には褥瘡を発症しやすくなる。また，細菌感染や真菌感染も発症しやすくなる（図1）。

　こどもは，皮膚に瘙痒感などの違和感があると，患部を強く掻くことで創傷になることがある（掻き壊し）。

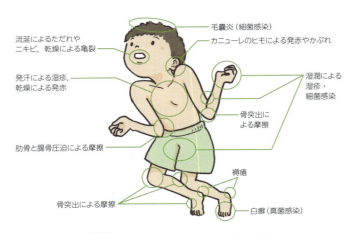

図1　重症心身障害児に多くみられる皮膚トラブル

1 乾燥肌，乾皮症

　るいそうや低栄養状態の場合や，清潔ケアを十分に実施できていない場合，皮膚を保護するための十分な皮脂が減少するので乾燥状態になりやすい。乾燥状態が続くと，皮膚は乾燥肌（皮膚に粉を吹いたような状態）や，乾皮症（皮膚がカサカサしている状態）になりやすい。乾燥状態の皮膚は脆弱であるため亀裂や擦過傷などを引き起こし，発赤や出血，水疱などの皮膚異常を生じる。

2 褥瘡

重症児は年齢や栄養状態を問わず褥瘡が発症しやすい。一般的な好発部位は大転子部や仙骨部であるが，重症児の場合は身体変形や骨の変形によって外圧がかかりやすい場所，例えば耳介，肘関節，膝関節，後頭部，外踝にも褥瘡が発生しやすい（図2・3）。

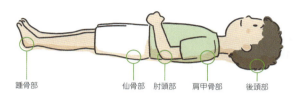

図2　仰臥位時の好発部位

(踵骨部／仙骨部／肘頭部／肩甲骨部／後頭部)

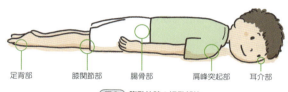

図3　腹臥位時の好発部位

(足背部／膝関節部／腸骨部／肩峰突起部／耳介部)

3 細菌感染・真菌感染

頸部，陰部・殿部，指趾間など，身体拘縮によって皮膚同士が密着している箇所は湿潤状態となり，清潔が保ちにくいため細菌感染や真菌感染が発症しやすい。

4 医療デバイスによる発赤，びらん，出血

胃ろう，腸ろう，ストーマ，気管切開部など医療デバイスの周囲は，粘膜が露出していることが多く，発赤やびらん，出血を生じやすい。経鼻経管栄養チューブやエアウエイ，EDチューブなどを顔や頸部でテープ固定している場合や，IVH挿入や点滴固定，腎ろうカテーテル，膀胱留置カテーテルを挿入している場合は，固定テープによるかぶれなど皮膚トラブルを起こしやすい。

5 アテローム，化膿

アテローム，毛嚢炎，尋常性痤瘡が感染して悪化した場合，発赤や化膿を伴って痛みを生じることがある。同じ箇所に繰り返し発症しやすい。

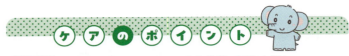

ケアのポイント

POINT 1　入浴時は愛護的に洗い，全身状態の観察を行う

- 皮膚同士が密着していて湿潤傾向である箇所（陰部，殿部，指間，頸部）は，褥瘡や真菌感染が発生しやすい。また，膀胱ろうやストーマの周囲はアルカリ性の排泄物が付着することで，そして胃ろうは胃液が付着することで炎症を起こしやすい。入浴時は，洗浄剤をしっかりと泡立てて，皮膚を擦らず，なでるように洗体する。毎日の入浴が難しければ，医療デバイス部分や陰部の洗浄，手浴・足浴を行い，しっかりと水分を拭き取る。とくに手や足は拘縮しやすい部位であるため，手掌，指趾をしっかりと愛護的に洗う。
- 心疾患がある場合，入浴は心負荷がかかりやすく，血圧の低下など循環動態が変動しやすい。入浴前後に血圧や脈圧を測定し，顔色の確認を行う。また，お湯の温度，入浴（湯船に浸かる時間）などを医師と確認しておく。
- 気管カニューレ内への誤入水や，筋緊張の異常亢進などのこどもの急変に対応するために，入浴場所には吸引器や酸素ボンベを設置しておく。
- 人工呼吸器を使用しているこどもの入浴方法は，「お風呂の工夫」（p172）参照。

POINT 2　保湿を行う

- 乾燥肌および乾皮症の場合，皮膚同士が密着している箇所には，起床時，入浴後または入眠前など時間を決めて，しっかりと保湿剤を塗布する。乾燥時には追加して塗布する。

POINT 3　体温管理に留意する

- 中枢神経系障害がある場合，低体温になりやすい。肌の露出時間が多くなる清潔ケア時には，部屋の温度を高めに設定したり，電気毛布を使用したりして環境を整え，体温維持に留意する。

POINT 4　褥瘡の早期症状を見逃さない

- 褥瘡か否かを簡単に見分ける方法として，指押し法がある（図4）。発赤が生じている箇所を指で軽く3秒圧迫し，指を離したときにすぐに白色になれば褥瘡ではない。しかし，白色にならずに発赤が持続している場合は褥瘡の可能性があるため，褥瘡ケアが必要となる。

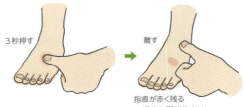

図4　指押し法

POINT 5　テープ類は愛護的に除去する

- 皮膚が脆弱であるため，医療デバイスを固定しているテープを除去する場合は，必ず剥離剤を使用する。ドレッシング材を剥がす際には，上に向かって剥がすのではなく，皮膚を押さえながら，皮膚と平行になるようにゆっくりと剥がす（図5）。

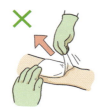 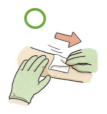

図5　ドレッシング材の剥がし方

POINT 6　軟膏塗布

- グラム陰性桿菌の感染が疑われる患部には抗生物質製剤軟膏（ゲンタシン®など），治りにくい発赤や強いかゆみを伴う患部にはステロイド系軟膏（リンデロン®，マイザー®など），真菌感染が疑われる場合は，抗真菌剤軟膏（ラミシール®など），褥瘡にはユーパスタ軟膏やプロスタンディン軟膏などが処方される。乾燥肌や乾皮症には，保湿剤（プロペト®軟膏，ワセリン）や，ヘパリン類似物質軟膏（ヒルドイド®軟膏，ビーソフテン®ローションなど）が処方される。

ケアの再チェック！

★ 発赤，水疱，内出血痕，乾燥部，湿潤部がないか？
▶更衣時には全身の皮膚状態を確認する。

★ 軟膏は正確に塗布できているか？
▶軟膏塗布前はしっかりと水分を拭き取ってから塗布する。

★ 体温管理はできているか？
▶清潔ケアは低体温になりやすく，気化熱を奪うので，手際よく実施する。

---

column　ステロイド軟膏は先に塗る？ 後に塗る？

プロペト®軟膏やワセリンなどの保湿剤と，別の軟膏（ステロイド系軟膏など）が同時に処方され，同じ箇所に塗布する場合，先に保湿剤を広範囲にしっかりと塗布し，その後，ステロイド系軟膏を患部だけに塗布する。そうすることで，ステロイド系軟膏が広範囲に塗布されることを防ぐことができる。

清潔・休息

2 入眠ケア

知っておきたい知識

　睡眠の問題は，多面的で複数の要因が絡むので，薬物療法のみでは十分に改善しないことが多い。そのため，できるだけリラックスして規則的な睡眠ができるような環境調整が大切である。

　睡眠が阻害されやすい主な要因を表1に示す。

表1　睡眠が阻害されやすい主な要因

- 中枢神経系の異常（呼吸障害，循環調節機能の障害など）
- 自律神経系の異常
- 麻痺・筋緊張異常
- てんかん発作
- 刺激による過敏・過剰な反応
- 環境変化
- ストレスによる身体症状

1 睡眠中枢の障害

　中枢神経系の障害により睡眠中枢が十分に機能せず，生体リズムが形成されにくい[1]。また，てんかんや筋緊張亢進のコントロール目的の薬物により，日中の眠気や活動性の低下がみられることがある。

2 姿勢調節機能の障害

　重症児は一定の姿勢で過ごすことが多くなりやすく，睡眠に適する安楽な姿勢をとりづらいこと，筋緊張の異常，姿勢調節機能の異常によって生じる身体変形や，拘縮による痛みや不快感が睡眠を妨げる要因になりやすい。

3 てんかん

　脳の神経細胞の過剰な活動によって，こどもの意図にかかわらずからだの一部に発作的に動きが生じ，入眠困難や中途覚醒など安楽な睡眠を妨げる場合がある。また，睡眠リズムの乱れはてんかん発作を誘発しやすく，日中の活動性の低下を招き，生体リズムが乱れる。

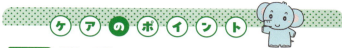

POINT 1 環境の調整

- 体温コントロールが難しく環境温度に左右されやすいため,発汗や四肢冷感に注意し,室温・湿度,寝具を調整する。
- 朝には光を浴び,日中に覚醒を促し活動を行う。夜間は照明を暗くして入眠に備える。
- 周囲の騒音（医療機器の音やアラーム,医療者の声）に配慮する。
- からだの動きや安楽な姿勢の妨げにならないように,ベッド内の環境を整える。人工呼吸器やモニターなどの医療機器のコードやチューブ類を整頓し,圧迫や絡まりによる皮膚トラブルやデバイスの抜去がないようにベッド周囲の環境を整える。
- 人工呼吸器を装着している場合は,回路内の水滴や加湿器の温度を確認し,必要に応じて回路の水を払う。
- 入眠前におむつ交換を行い,適宜,水分補給をする。
- 自宅で入眠時に行っているケアを取り入れ（スキンシップ,音楽鑑賞,絵本を読むなど）,安心して入眠できる環境を整える。

POINT 2 発達に合ったケア

- 発達や特性に合わない刺激を避ける。ケア時には刺激の過不足に注意しながら,こどもが心地よいと感じるケア（抱っこやスキンシップなど）を取り入れる。

POINT 3 入眠前〜夜間のケア

- 入眠中は安楽を保てるための必要最小限のケアにする。夜間の持続注入や自己導尿の実施時は,過剰な刺激を与えないように気をつける。

POINT 4 てんかん発作のコントロール （p27「てんかん発作,重積発作」参照）

POINT 5 薬物療法

- こどもの睡眠-覚醒リズムをみながら薬剤の使用（表2）を慎重に検討し,日中の活動への影響をアセスメントする。
- できるかぎり同じ時間で内服し,睡眠－覚醒リズムを整える。
- 寝つきの様子や中途覚醒の頻度・時間帯を把握し,入眠前の内服量と時間を医師と相談する。

表2 スムーズな睡眠のために使用する薬剤と観察・ケアのポイント

	代表的な薬剤*	与薬の目的	観察・ケアのポイント
抗不安薬	● ジアゼパム（セルシン®，ダイアップ®坐剤） ● エチゾラム（デパス®） ● ブロマゼパム（レキソタン®，セニラン®）	精神的な安定を促す	● 口腔・鼻腔・上気道の分泌物が増加するため，窒息予防のために必要時吸引を実施する ● 緊急時に使用する際には，呼吸抑制を起こすことがあるためモニターを装着し，酸素投与ができる体制を整えておく ● 坐薬のほうが効き目が早いが，筋緊張が高い場合は肛門から排出されやすいため確実に挿肛できたかを必ず確認する
筋弛緩薬	● チザニジン塩酸塩（テルネリン®） ● バクロフェン（リオレサール®，ギャバロン®） ● ダントロレンナトリウム水和物（ダントリウム®） ● エペリゾン塩酸塩（ミオナール®）	骨格筋を麻痺させる	● テルネリン®は催眠作用があるため，内服後に飲食をする際には誤嚥や誤飲に注意する。また，血圧低下や徐脈がみられることがあるため，投与量を増量した場合はモニターを装着しておくことが望ましい
睡眠導入薬	● トリクロホスナトリウム（トリクロール®シロップ）	睡眠を促す	● 催眠作用が強いため，入眠できる環境を速やかに整える
漢方薬	● 抑肝散，芍薬甘草湯	長期的で持続的な効用を期待する	● 抑肝散はまれに間質性肺炎の副作用がみられることがあるため，発熱，咳嗽，息切れ，呼吸困難の有無を観察する

*薬剤名は一般名で（　）内は商品名を記載した
（仁宮真紀：筋緊張亢進，側彎・変形・拘縮と姿勢を整えるためのケア．倉田慶子，他編，ケアの基本がわかる重症心身障害児の看護；出生前の家族支援から緩和ケアまで，改訂版，へるす出版，2023，p167．より一部引用）

看護ケアのポイント **Ⅳ**

清潔・休息

ケアの 再チェック！

⭐ 苦痛・不快を取り除く

➤ 入眠前に必要であれば，排痰や排泄ケアを行っておく。

⭐ 同じ時間に眠れているか？

➤ 温度・湿度，音，光は睡眠に影響を及ぼす三大要因である。モニターの音や表示面がこどもの睡眠に影響を与えないように工夫する。

⭐ 生活リズムは整っているか？

➤ 栄養・活動・排泄が規則的に行えるようにする。
➤ 興味や関心のあることをケアに取り入れ，日中の活動量を増やす。

column

おやすみの儀式

　寝る前に行う習慣を「入眠儀式」という。不安を和らげたり，自律神経を調節して寝つきをよくする効果がある。絵本や，背中をトントンするなどのスキンシップをしたり，お気に入りのぬいぐるみやこどもが普段使用しているクッションなどで姿勢を整えてみてもよい。

〈 文 献 〉

1) 市原真穂：睡眠を整えるためのケア．倉田慶子，他編，ケアの基本がわかる重症心身障害児の看護；出生前の家族支援から緩和ケアまで，改訂版，へるす出版，2023，p192.

清潔ケア

入眠ケア

151

姿勢・装具

1 ポジショニング

知っておきたい知識

自ら動くことが難しく、動きが制限されているこどもは、過剰な筋緊張を伴った不安定な姿勢になりやすい。これは変形を引き起こし、呼吸や排痰を困難にする要因となる。ポジショニングにより快適な姿勢をとることで、筋緊張を整えからだの変形を予防し、呼吸を楽にすることができる。また外界からの刺激を受けやすく、心身の発達を促すことが期待できる。

1 ポジショニングの主な目的
- 褥瘡（床ずれ）の予防
- 呼吸・循環機能の維持・改善
- 筋緊張の緩和と関節の変形・拘縮の防止
- 摂食嚥下機能の維持・促進
- 安楽でリラックスした姿勢の提供

2 ポジショニングの基本
ポジショニングの基本は、①体重を支える範囲（支持基底面）を広くする、②浮いている部分をなくし接触支持面を増やす、③関節可動域の中間に保持する、の3点である。これにより姿勢を保持するためのもっとも低い筋緊張状態をつくる。

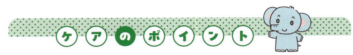

POINT 1 主なポジショニング（表1）

【仰臥位（背臥位）】
- 可能な範囲で左右対称の姿勢になるように、頭部は正中、体幹や骨盤が側屈・回旋しないようにする。腰背部が過緊張にならないように膝下にクッションなどを入れて腹部を緩める（図1）。
- 反り返りが強いこどもは左右対称位の姿勢をとることは困難であるが、できる範囲での対称位をとる。ただし、筋緊張が高い、または極度の側弯がある場合は無理に頭頸部を体幹の正中に合わせることはせずに、そのこどもの楽そうな位置でポジショニングを行う（図2）。

【腹臥位（伏臥位）】
- 腹臥位は重症児には推奨される姿勢である（表2、図3）。顔を自然な形で横に向けうつ伏せに寝た状態のことであり、全体的に丸い姿勢となりリラックスしやすい。股関節の屈曲・拘縮や肩関節の緊張が強い場合などは、体幹部分を高く

看護ケアのポイント Ⅳ 姿勢・装具 ポジショニング 装具療法

表1 各姿勢の主な特徴

	メリット	デメリット
仰臥位	● 支持面が広い（安定性） ● こどもの表情や全身状態の観察がしやすい ● 慣れている姿勢で落ち着く ● 吸引などのケアが行いやすい	● 下顎の後退や舌根沈下が起こりやすい ● 腹部への負荷がかかりにくい ● 胸郭が広く重力を受ける ● 分泌物が口腔などに貯留しやすい ● 胸郭の扁平化をきたしやすい
腹臥位	● 舌根沈下や気道分泌物による閉塞性呼吸障害が改善 ● 両肩の巻き込みが緩和され，胸郭が広がって動きやすくなる →肺容量の拡大（一過性），1回換気量の増加，背側にある痰の流動 ● 呼吸状態の安定が期待できる	● 体幹が重力によって引き伸ばされることで，頸部の反り返りや両膝の伸展，X脚の助長 ● 窒息の可能性がある ● 支持面が少ない
側臥位	● どちらかの肺に貯留した痰を重力で移動しやすくなる ● 手と目の協調運動が行いやすい ● 消化・吸収，排泄が促進される	● 大転子部，耳介，肩，肘，膝など，部分的に圧がかかる（体圧が分散しにくい） ● 姿勢がすぐに崩れやすい
坐位	● 目と手を協調させた上肢活動が行いやすい ● 前傾姿勢は，腹臥位に近い利点がある ● 横隔膜が腹部臓器により押し上げられなくてすむ ● 胃食道逆流が起こりにくい	● 長時間の坐位保持は疼痛が発生しやすい ● 急に抗重力姿勢になると，急激な血圧低下を招く ● 重度の嚥下障害がある場合，唾液が気管に誤嚥され，呼吸が悪くなることがある
立位	● 目と手を協調させた上肢活動が行いやすい ● 股関節を発達させ骨を強くする ● 腹圧がかかりやすく排便が促される ● 目線が高くなり周囲をとらえやすい	● 立位台または長下肢装具などの福祉機器がないと実施できない ● 長時間の立位維持では疼痛が発生しやすい ● 自重による骨折などリスクがある ● 安全な乗降に人手が必要

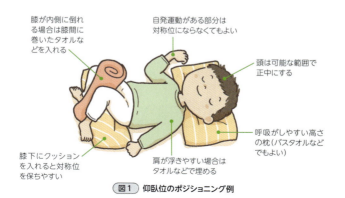

膝が内側に倒れる場合は膝間に巻いたタオルなどを入れる

自発運動がある部分は対称位にならなくてもよい

頭は可能な範囲で正中にする

呼吸がしやすい高さの枕（バスタオルなどでもよい）

膝下にクッションを入れると対称位を保ちやすい

肩が浮きやすい場合はタオルなどで埋める

図1 仰臥位のポジショニング例

| 左右どちらかに回旋する場合 | 反り返りがある場合 |

図2 頭部枕の工夫

理想の向き／枕／巻いたタオルなど／タオルなどで隙間を埋め，リラックスしやすい状態をつくる

表2 腹臥位を保持する工夫の例

困難な症例	対処方法
下肢の伸展筋の緊張が高い	股・膝関節は屈曲位を保つようにする
下肢の屈曲筋の緊張が高い（下肢の引き込み）	下肢は楽に伸ばせる程度の位置にする 殿部をベルトなどで支える
胃ろうあり	胃ろう部分はマットの当たる部分をくり抜くか，胃ろう周囲にクッションを置き除圧する
肺・口腔からの分泌物が多い	頭低位で排痰を促す
気管切開あり	接触部分をくり抜く，または体幹部と頭部の保持パーツを別にして除圧する

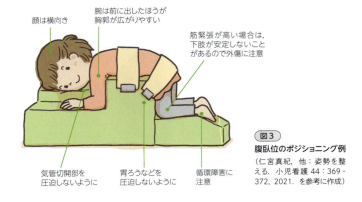

図3 腹臥位のポジショニング例
（仁宮真紀，他：姿勢を整える．小児看護 44：369-372, 2021. を参考に作成）

顔は横向き／腕は前に出したほうが胸郭が広がりやすい／筋緊張が高い場合は，下肢が安定しないことがあるので外傷に注意／気管切開部を圧迫しないように／胃ろうなどを圧迫しないように／循環障害に注意

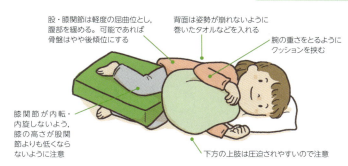

股・膝関節は軽度の屈曲位とし、腹部を緩める。可能であれば骨盤はやや後傾位にする

背面は姿勢が崩れないように巻いたタオルなどを入れる

腕の重さをとるようにクッションを挟む

膝関節が内転・内旋しないよう、膝の高さが股関節よりも低くならないように注意

下方の上肢は圧迫されやすいので注意

図4 側臥位のポジショニング例

した四つ這いに近い姿勢をとることも多い。
- 三角マットや枕などで行うこともあるが、ブロンキーパーと呼ばれる腹臥位支援具を用いることも多い。
- 重症児にとって腹臥位をとることは、腕の重さにより肩周囲の筋緊張も低くなり、視界に上肢が入ることから遊びへの誘導が容易になる。また、下肢の重さで腰背部がストレッチされ腹部にも圧がかかることから腸の活動が促され、排便や排気につながりやすい。反り返りの筋緊張が高まっても緊張が治まれば重力で姿勢を戻すことができるため、安楽な体位でもある。ただし、気道閉塞の危険性があるため、必ず監視下で行うかモニターを装着する。

【側臥位】
- 側臥位には浅い側臥位と深い側臥位がある。浅い側臥位は、左右どちらかにからだを傾け、背側に姿勢が崩れないように重めのクッションを背側に置く。上方になった上下肢は楽な姿勢をとるようにクッションを挟む。
- 股関節脱臼予防・進行防止には、両膝間にクッションを入れて股関節が内転・内旋しないように高さを調整する。
- 深い側臥位をとる際には、基本的なポジショニングは浅い側臥位と同様であるが、下側の上肢が循環不全にならないように体幹から引き出すなど位置を調整する。側弯が強いときは左右一方しかできない場合もあるが、無気肺や肺炎を起こさないためにも両側とも側臥位がとれるように練習する。凹側が下になる際には、体幹の浮いている部分にクッションを入れて、接地面を増やし体圧を分散する（図4）。

【坐　位】（図5）
- 未定頸や誤嚥があるこどもは坐位の角度に注意する。バイタルサインが安定しているか、努力呼吸をしていないか、余計な筋緊張が入っていないかを観察する。
- 筋緊張が高く下肢が伸展しやすいこどもは、膝下を高めにして股関節をしっかり曲げると緊張が高まりにくい。

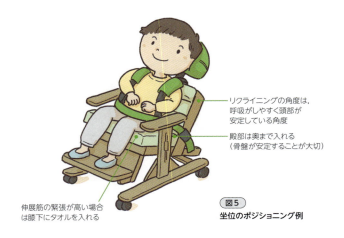

図5 坐位のポジショニング例

- リクライニングの角度は，呼吸がしやすく頭部が安定している角度
- 殿部は奥まで入れる（骨盤が安定することが大切）
- 伸展筋の緊張が高い場合は膝下にタオルを入れる

- 股関節を曲げた姿勢が長いと循環不全を起こしやすいので，曲げる角度と時間には注意が必要である。

【立位】
- 股関節が脱臼している場合は，脚を広げて立つなど注意する。
- 反り返りやすいこどもは前傾姿勢にする。
- 立位台を用いることが多い（図6）。
- 頭部が安定しない場合はテーブル上に枕などを置く。

POINT 2　移乗

介助する側とされる側，共に安全で楽に行うことが求められる。

【移乗介助の基本】
- 支持基底面を大きく，重心は低くする：足幅を前後や左右に広げ，腰を落として立ち，自分自身を安定させる（支持基底面積を広くし，重心を低くする）。
- からだを密着させる：こどもと自分の重心を近づけることで，少ない力で介助することができる。
- できるだけコンパクトにする：こどもの手足をからだの中央に無理のない範囲で引き寄せて小さくまとめる。
- 大きな筋肉を使う：手指・手首でなく，腹筋，背筋，大胸筋，殿筋，太腿，膝の筋肉など，全身を使うよう意識する。
- 水平移動する：こどもを持ち上げずに，自分に引き寄せるように水平移動を行う。
- からだはねじらない：移乗時に不自然にからだをねじると腰痛の原因になる。
- てこの原理を利用する：こどもを持ち上げずに，てこの原理を利用して介助する。

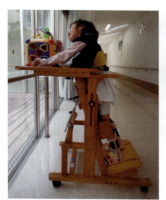

図6　立位台での立位

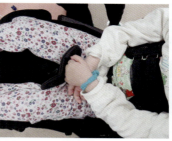

図7　両手をシュシュで固定する

【重心と支持面】
- こどもを抱いて安全に移乗するためには，骨盤から大腿部と背中（肩甲骨付近）を支えることが大切である。
- 首が不安定な場合は，肩を支えている腕で頸部から頭部を保持すると安定する。
- 介助するこどもの重心を考慮し，どこを支えるか検討したうえで接触面が多い抱っこを心がける。

【安全に移乗するためのコツ】
- 頸部や四肢の筋が急激に伸長しないように注意する。臥位から坐位になるときは一度股関節を曲げて座る準備をすると受け入れがよい。
- 伸展筋群の痙性が高いこどもは，股関節を屈曲して力が緩んでから抱き上げて，手足を中心にまとめる。
- 手足がバタつくこどもは，両手を中央に集めて保持しながら抱き起こし，膝をまとめてこどものからだ全体を自分のほうに抱き寄せるように固定する。
- 屈曲優位や低緊張のこどもは，殿部と肩甲帯周囲でしっかりと支えることで，腕からの転落を防止する。腕が下がってしまう場合や上肢が長く把持しにくい場合は，一時的にシュシュなどで手首を固定すると脱臼や骨折の危険が少なくなる（図7）。
- 気管切開している場合は，過度に頸部を屈曲・伸展しないように注意する。
- 移乗時はチューブやコードが引っ張られないよう注意する

姿勢・装具

2 装具療法

知っておきたい知識

1 補装具とは

補装具とは，障害者総合支援法（2013年）で定められた障害福祉サービスの一つとして，補装具費支給制度で支給され，大きな種目で17項目に分類される。本制度では，補装具を「障害児が将来，社会人として独立自活するための素地を育成助長することを目的として，身体の欠損又は損なわれた身体機能を補完・代替する用具」と定義している。

適切な装具の使用によって，こどもの成長・発達の過程において発生が予測される身体変形や拘縮の予防，必要時には矯正を行い，身体状態の維持や改善を図っていくことでこどもの成長・発達や生活を包括的に支えることが期待される。

これらの補装具を作製する手順としては，身体障害者手帳を使用して申請する場合と，医療保険を使用して作製する場合がある。各種保険で治療用装具を作製する場合は，申請は補装具が完成し，いったん全額代金を作製業者に支払ってから各種保険機関の窓口で行う（2024年現在）。

2 主な装具

こどものリハビリテーションの分野において，よく使用される装具を以下に紹介する。使用頻度の高い短下肢装具，長下肢装具，グーくん®，プレーリーくん®については，装着方法の注意点を併せて紹介する。

1）足底装具（図1）

足部に変形や痛みなどがある場合に，足のアライメント（軸位）不良，下肢の短縮に対して使用する。

2）短下肢装具（図2）

足関節，足部に異常運動や筋力低下，変形，痛みがある場合，下腿骨に異常がある場合，下腿への体重負荷が難しい場合に用いる。下腿支持部が，金属支柱かプラスチック支柱かにより2種類に大別される。

3）長下肢装具（図3）

膝関節，足関節に異常運動や筋力低下，変形，痛みなどがある場合に用いる。また，股関節，大腿骨，膝関節のいずれかに異常をきたし，下肢への体重負荷が著しい場合にも使用する。

【短下肢装具・長下肢装具の装着の注意点】

□踵を奥まで入れて装着する。股関節・膝関節を屈曲すると足首が緩み，踵が

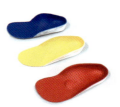

図1 足底装具
〔株式会社y-braceより提供〕

図2 短下肢装具
〔株式会社y-braceより提供〕

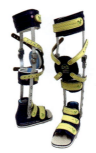

図3 長下肢装具
〔株式会社y-braceより提供〕

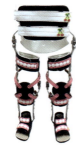

図4 骨盤帯付長下肢装具
〔株式会社y-braceより提供〕

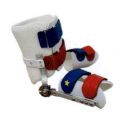

図5 股関節装具
〔株式会社y-braceより提供〕

奥に入りやすくなる。
☐ 足が内側や外側に倒れた状態で履かせない。
☐ 脱いだ後はくるぶしなどの突出している骨が赤くなっていないか確認する。

4）骨盤帯付長下肢装具（図4）

長下肢装具に骨盤部分が加わったもので、股関節の不安定性に加え、体幹の支持も必要な場合に使用する。

5）股関節装具（図5）

股関節の安定性が不良で、運動制限をしなければならない場合に適応になる。骨盤から大腿部に及ぶ構造で、股関節の運動を制御する。

6）プラスチック製股関節装具（グーくん®、図6）

両股関節を外転方向に広げる装具で、両大腿支持部を連結することにより、股継手なしで伸展・屈曲が可能である。

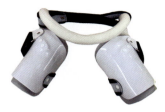
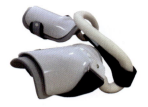

図6 プラスチック製股関節装具（グーくん®）
〔株式会社y-braceより提供〕

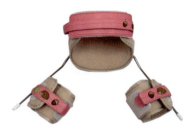
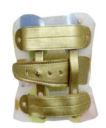

図7 スワッシュ（SWASH®）
〔株式会社y-braceより提供〕

図8 硬性コルセット
〔株式会社y-braceより提供〕

【グーくん®の装着の注意点】
☐ 大腿支持部の位置が適切か。
☐ 連結部分が腰に食い込んでいないか。
☐ ベルトが後面でねじれていないか。

7）スワッシュ（Sitting Walking And Standing Hip Orthosis；SWASH®，図7）

麻痺に起因する筋緊張による歩行障害や坐位バランスの維持困難に対して使用する。可変する股関節外転角が維持される装具である。

8）硬性コルセット（図8）

プラスチックで作製された，多くは金属支柱がつく硬いコルセットで，軟性コルセットのようなたわみはほとんどない。椎体骨折や，より強度な側弯の矯正などに使用されることが多い。

9）動的脊柱装具（プレーリーくん®，図9）

症候性側弯症の保存的治療用として開発された。矯正が緩やかで，かつ持続し，弾力性のある姿勢の維持を図る。

看護ケアのポイント Ⅳ

姿勢・装具

ポジショニング

装具療法

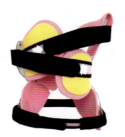
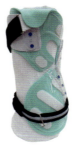

図9　動的脊柱装具（プレーリーくん®）

〔株式会社y-braceより提供〕

【プレーリーくん®の装着の注意点】
□ 装具の上下が合っているか。
□ からだの凹凸と装具の凹凸が合っているか。
□ ベルトの装着位置が適切か。
□ 胃ろうがある場合は，胃ろうを避けて装着できているか。

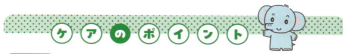

POINT　こどもに合った装具を選び，装着方法を確認する

- 装着の手順の写真を撮影し，正しい方法を共有する。
- 上下・左右・前後の装着の間違いがないように可能な範囲で記載または印をつける。
- 所定の位置で装着する。
- ベルトの締め忘れがなく，適切な強さで締める（強く締めすぎない，緩すぎない）
- 成長に合わせて補装具の調整・新調がされている。
- 装着時間・装着場面は，こどもや装具によって異なる。「座る，立つなどの起きる姿勢のとき」「夜間」など，さまざまである。指示されている場面で使用できない場合は，なぜ装着できないか確認し，場合によっては医師への相談や装着方法の再確認などが必要になる。

生活の工夫
1

おうちの工夫

　たくさんの医療機器や医療的ケアがあっても、それが「家」になじみ、親やきょうだい・祖父母と共に生活できるよう工夫することが大切である。医療的ケアの手技は必ずしも病院でのやり方と同じでなくてよい。安全で簡潔にケアができるように、その家族に合ったやり方をみつけていく。

　家族全体の生活を考えたうえで、こどもが過ごすスペースを確保する。そして、こどもの成長や家族の変化に合わせて、そのつど調整することが大切である。

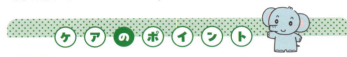

POINT 1　介助しやすい導線や生活しやすい間取りを考える

- こどもの様子がどこからでも確認できる場所がよい。家族が集まり目が届きやすい居間で過ごすケースが多い（図1）。洗面台やキッチンに近いほうが、ケア前後の手洗いや使用物品の洗浄・消毒をするときに便利である。
- 医療機器が複数ある場合、コンセントの位置や数を把握したうえでベッドや医療機器の配置を検討する。
- 日中は居間で過ごし、寝室で就寝するケースもある。浴室や寝室へ移動しやすいように医療機器やケアグッズをまとめて設置し、導線上の安全を確保する。
- 医療機器やケアグッズだけでなく、衣服やおむつなど、こどもに必要なものもベッド周りに置いておくと効率よくケアができる。
- ベッドで過ごすケース、床（布団）で過ごすケースがある。こどもの成長に伴い介助者の負担が増し、床からベッドへと変更することも多い。それぞれのこどもと家族と生活空間に合わせて選択する。

POINT 2　医療機器の設置（例）

- ベッド周りには人工呼吸器、加温加湿器、酸素濃縮器、バッグ・バルブ・マスク、吸引器、酸素飽和度モニター、吸入器、排痰補助装置などの医療機器が置かれている（図2）。
- 人工呼吸器と加温加湿器はベッドサイドの床面の安定した場所や架台に設置している（図3）。吸引器やケア用品を集約したワゴンもベッドサイドに設置すると効率よくケアができる（図4）。キャスター・ストッパー付きにすると浴室や寝室へ移動がしやすく便利である。
- 医療機器のほとんどは電源が必要であり、ほかにも電動ベッド、エアコン、スマートフォンやタブレットの充電器などもあるため、ベッド周りにはたくさんのコンセントが必要である。複数の医療機器が同時に作動しても自宅内のブレーカーが落ちないように、退院前に契約しているアンペア値を確認する。推奨されてはいないが、複数の医療機器が必要なケースはたこ足配線を利用しているケースもある。人工

看護ケアのポイント Ⅳ

生活の工夫 / おうちの工夫 / 食べるの工夫 / お風呂の工夫 / お出かけの工夫 / トイレトレーニングの工夫

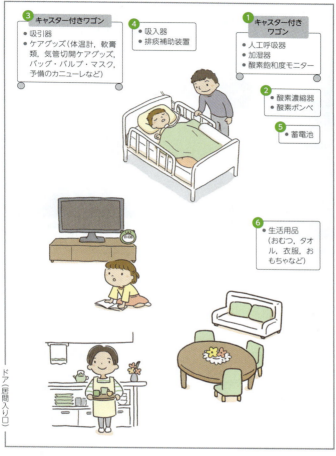

図1 居間でベッドで過ごしているケースのイメージ

- ベッドの両サイドはスペースを確保する（ケアがしやすい）
- バッグ・バルブ・マスクや予備のカニューレはベッド上に設置しているところもある（誰にもわかりやすい場所）
- ❶❷側，❸❹側のそれぞれで電源コンセントをまとめる（移動しやすい）
- ❶❷側のほうが家の中でアンペア数が高いコンセントにする
- ❺蓄電池は，緊急時（停電時など）にすぐ使えるよう，人工呼吸器の近くに設置しておく
- ❻生活用品は，ベッド周囲にあると効率よくケアができる

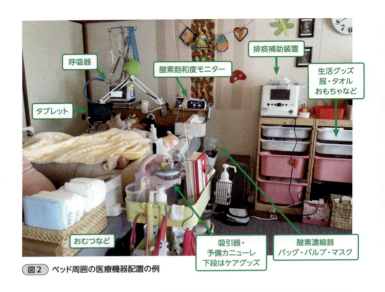

図2 ベッド周囲の医療機器配置の例

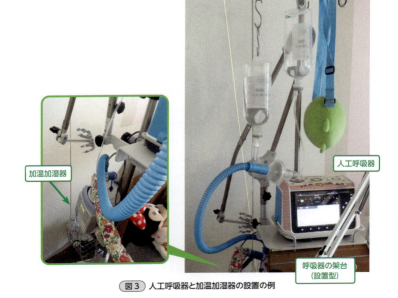

図3 人工呼吸器と加温加湿器の設置の例

看護ケアのポイント Ⅳ

生活の工夫

おうちの工夫

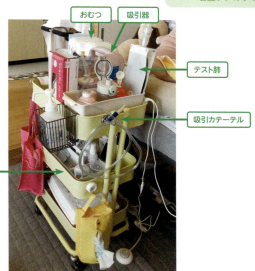

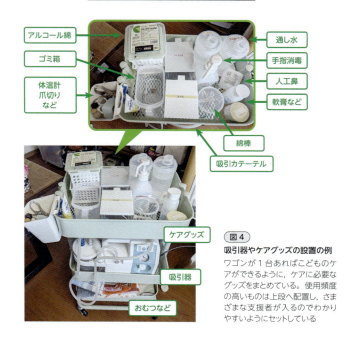

図4

吸引器やケアグッズの設置の例

ワゴンが1台あればこどものケアができるように，ケアに必要なグッズをまとめている。使用頻度の高いものは上段へ配置し，さまざまな支援者が入るのでわかりやすいようにセットしている

呼吸器や加温加湿器は独立した電気系統となるように配慮する。

● 幼いきょうだいやペットがいる場合，医療機器に触ってしまわない工夫をする（高い位置に設置するなど）。

POINT 3　衛生物品や薬の管理

● 薬カレンダーを活用して1週間分の薬をセットし，ベッド周囲や薬を準備するキッチンに掲示するケースがある。

● 外来受診時に薬・栄養剤・衛生物品（注入ボトル，シリンジ）が処方されるが，概ね1カ月分である。呼吸器を使用しているこどもは呼吸器回路なども管理しなければならない。薬や物品などはクローゼットなどにまとめて管理しているケースが多い。

POINT 4　生活上の工夫

● 緊急物品（バッグ・バルブ・マスク，予備の気管カニューレなど）は，誰が見てもわかりやすい場所に設置する。

● 緊急時にすぐに対応できるように，人工呼吸器や酸素飽和度モニターのアラームを支援者から見やすい場所に設置したり，酸素にバッグ・バルブ・マスクを接続しておく。また，慌てていても対応できるようにベッドサイドに対応策を掲示する（図5，救急車要請時の電話番号，救急要請時の電話のシナリオ，自宅住所など）。

● 複数の支援者が訪問するので，ケア物品はわかりやすく設置する。また，ケアを行うときの注意事項や共有したいことをベッド周りに掲示し，支援者間で統一したケアが提供できるようにする。ホワイトボードをベッドサイドに設置し，ケアやこどもの状態の引き継ぎに活用しているケースもある。

POINT 5　災害対策

● 災害発生時，自宅で生活できる状況下にあれば数日生活できるように，医療物品，衛生材料，生活物品を多めに管理する。

● 停電に備えて，外部バッテリーは常にフル充電の状態にしておく。また外部電源を確保しておく（蓄電池の購入や自動車からの電源の確保）。

● 吸引が必要なこどもには手動用吸引器の購入を提案する。また，吸引が頻回なこどもの場合，自宅で使用する吸引力が強い吸引器に加えて，外出時に使用するコンパクトな吸引器の計2台を準備しているケースもある。2台あれば故障したときにもすぐに対応できる。

● 人工呼吸器が常時必要なこどもは，停電時に備えて家族がバッグ・バルブ・マスクを使用できるように練習を定期的に行う。

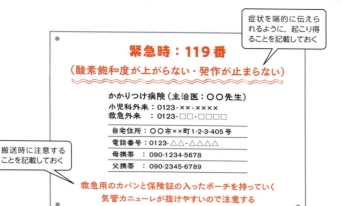

a：緊急時の電話対応

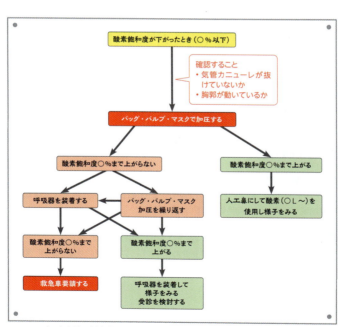

b：急変時の対応（気管切開管理，夜間のみ呼吸器を使用しているケース）

図5 急変時の対応をベッドサイドに提示

生活の工夫

2 食べるの工夫

知っておきたい知識

1 摂食嚥下障害

摂食嚥下障害とは、食べること・飲むことの障害で、飲食をする一連の動作のなかで食事や水分などがうまく食べられない、飲み込めない状態のことをいう。こどもの場合、神経疾患や筋疾患による筋力低下が原因となることが多い。

2 摂食嚥下の方法

噛む力や飲み込む力が未発達であったり弱かったりするこどもが「食べる」方法は、経口、経鼻経管栄養、経腸栄養、胃ろう、腸ろう、中心静脈栄養など、さまざまである。どこか1カ所だけではなく、経鼻経管栄養と経口、胃ろうと経口など、両方の方法で食事を楽しむこどもたちもいる。

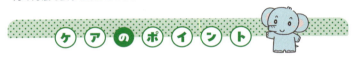

噛む力や飲み込む力をサポートする道具やとろみ剤、まとまりがつく食材などを活用して食事を楽しむことができる。食形態やとろみ加減は、こどもの摂食嚥下機能の状態によって個別性が高く、その日の体調で変化することもある。こどもが安全に嚥下できる食形態の食事をとることができるように調理し、食事介助することが大切である。

こどもの食形態やとろみ具合を第三者に伝える際は、日本介護食品協議会のユニバーサルデザインフード[1]の表記をもとに伝えるとわかりやすい。

POINT 1 水分のとろみの強さを工夫する

とろみ具合の調整は、こども一人ひとりによって異なるため、身近な調味料のとろみ加減を参考にして調理するとよい（表1）。

POINT 2 水分のまとまりを助けるものを使用する

とろみ剤には粉状や液体状の性状があり、スティック状や袋詰めなど多くの種類が発売されている。家庭や施設で使用するときや外出時用など、使用用途や食事の内容などによって選択する。

POINT 3 食材のなめらかさやまとまりを助けるもの

酵素パウダーやとろみ剤など多くの種類が発売されている。それらの使用方法をよく読み、使用する食材と相性がよいものを選択する。また、茹でたじゃがいも・里芋、マヨネーズを使用することで、食材同士をまとめる役割をしてくれる。ミキサー

表1 とろみの目安の表示例

とろみの強さ	✚✚✚✚	✚✚✚✚	✚✚✚✚	✚✚✚✚
とろみのイメージ	フレンチ ドレッシング状	とんかつ ソース状	ケチャップ状	マヨネーズ状
イメージ図				
使用量の目安		1g	2g	3g

（文献1より引用）

表2 食事形態を表す区分

区 分	容易にかめる	歯ぐきでつぶせる	舌でつぶせる	かまなくてよい
かむ力の目安	かたいものや 大きいものは やや食べづらい	かたいものや 大きいものは 食べづらい	細かくて やわらかければ 食べられる	固形物は 小さくても 食べづらい
飲み込む力の 目安	普通に 飲み込める	ものによっては 飲み込みづらい ことがある	水やお茶が 飲み込みづらい ことがある	水やお茶が 飲み込みづらい

（文献1より引用）

にかける際に多めの具材にスープを少量加え，とろみ剤なしでもまとまりがつくこともある。

POINT 4　食事の形態を工夫する

ユニバーサルデザインフード[1]では，食事形態を「容易にかめる」から「かまなくてよい」の4段階で，噛む力と飲み込み力の目安とともに示している（**表2**）。こどもの嚥下状態やこどもの力に応じて食形態を決める。その際には，家族はもちろんのこと，医療機関や福祉機関，教育機関などの専門家らと連携するとよい。

POINT 5　咀嚼を助ける道具

こどもの咀嚼を助けるために食材を加工するための道具の例を**図1**に示す。

POINT 6　それぞれのスタイルで食事を楽しむ（図2）

経鼻経管栄養のチューブは細いため，茶こしや注入しやすいゲル化剤やベタつきを解消する酵素パウダーを活用することがある。

POINT 7　ペースト食のお弁当を楽しむ

水分が多いペースト食のまとまりを調整するのに，食材用のとろみ剤を使用する。さらに，彩りをよくするために野菜パウダーを使用している。キャラクターの絵を描く際は，シリンジを活用している（**図3**）。

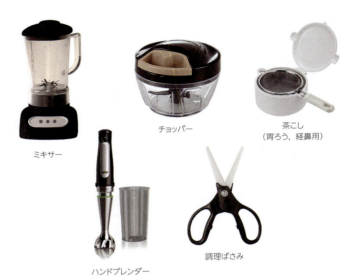

図1 食形態を変えて、咀嚼を助ける道具の例

ミキサー / チョッパー / 茶こし（胃ろう，経鼻用） / ハンドブレンダー / 調理ばさみ

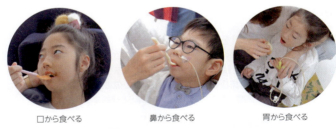

口から食べる / 鼻から食べる / 胃から食べる

図2 それぞれのスタイルで食事を楽しむ

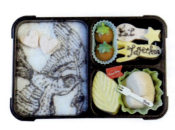

図3 キャラ弁

POINT 8 非常時も安心して食事ができるように

災害時には、いつも食事介助をしている家族や支援者がいないことを想定して、摂食嚥下障害があるこどもの食事情報を共有することが重要である。食事介助を初めて行う介助者に食事情報を提供するツールの例を図4に示す。

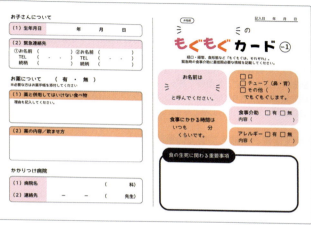

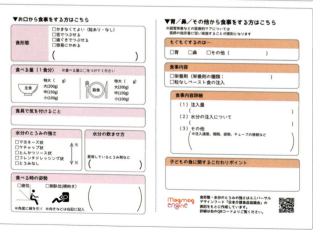

図4 もぐもぐカード

（作成：一般社団法人 mogmog engine）

〈 文 献 〉

1) 日本介護食品協議会：ユニバーサルデザインフードとは. https://www.udf.jp/outline/udf.html

生活の工夫

3 お風呂の工夫

知っておきたい知識

　自宅での入浴方法は，こどもの状態，浴室の広さ，浴槽などの環境要因が大きく影響する。こどもの成長に合わせて入浴方法の見直しをするなど，柔軟な対応が必要になる。また，こどもはからだの変形や拘縮，筋肉の状態なども変化していく。医療的ケアの有無も併せて，介助する人数や方法についても随時検討し，安全な方法を確立していくことが重要である。入浴はからだの保清だけでなく，温浴効果，排泄効果があり，さらに家族とこどものスキンシップの時間でもある。誰でもこどもの入浴介助ができる工夫も必要となる。

1 安全確保と複数名態勢での実施

　医療機器を装着した状態での入浴は，急変や事故のリスクが高く，万全な注意が必要なケアである。入浴中は，モニターを装着することが困難なため，こどもの顔色，胸の上がりを注意深く観察する

　また，看護師だけでなく，家族や介助者らと一緒に，余裕のある人数で実施する。こどもと介助者の両者の安全を守るためにも，双方の負担を最低限にすることが，長く続けられる秘訣でもある。

2 入浴機器の工夫

　こどものからだの小さいうちは，既製品の活用も可能である。市販のベビーバスや，おふろネット，バスチェアなど，さまざまな商品が販売されている。簡易浴槽や入浴補助用具は，日々成長するこどもの体型に合わせて，比較的安価な既製品で対応するのか，日常生活用具給付で購入できる専用（高価）商品を選ぶのか，家族と一緒に検討する（図1）。

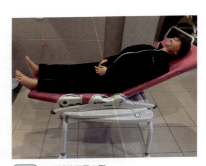

図1　入浴補助用具の例
リクライニングが可能で，車輪付きの台車も付けられるシャワーキャリー

3 緊急時の備え

　人工呼吸管理，気管切開管理，酸素療法などを必要としているこどもの場合では，入浴時に必要な医療的ケアはさまざまである。緊急時に備えて，吸引器，酸素，バッグ・バルブ・マスクなどをすぐ手に取れる場所に準備しておくことも重要である。

4 からだを安定させる

ネット，ビーズクッション，入浴用担架，シャワーチェアなどを活用し，こどものからだが安定し，介助者の両手が空くような工夫が必要である。

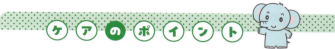

POINT 1　こどもの状態に合わせた工夫

【人工呼吸器を装着したこども】

呼吸器を装着したまま，呼吸器を外してバッグ・バルブ・マスクを使用して入浴するのかを判断する。呼吸器を装着したままの場合，回路が動かないように，大きな洗濯挟みなどを活用して，浴槽などに固定する（図2）。

【気管切開をしているこども】

カニューレ内にお湯が入らないような工夫を行う（図3）。

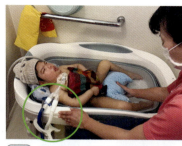

図2　人工呼吸器を装着したこどもの入浴

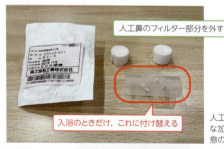

人工鼻のフィルター部分を外す

入浴のときだけ，これに付け替える

人工鼻の工夫。過度な加湿は低換気や窒息の危険性あり

タオルで保護。スポンジタイプの人工鼻はフィルターを外す必要はない

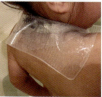

シリコンラップで保護

図3　気管切開をしているこどもの入浴

POINT 2　成長段階に応じた入浴ポイント

【乳児期～幼児期】

まだからだが小さい期間は，市販のベビーバスやグッズなどで対応可能なケースが多い。場所も，台所や洗面所を活用し，介助者が入浴介助をしやすい場所を選ぶ（図4・5）。この時期の入浴は，こどもと家族の愛着形成を育む大事な時期でもある。

【幼児期～学童期】

ベビーバスが小さくなってきたら，タライや簡易浴槽などを活用できる（図6・7）。体重増加に伴い，移動時に入浴担架などの活用も検討する。日常生活用具で，シャワーチェアやシャワーキャリー，簡易浴槽などの既製品もある。今後の成長の見通しを立てながら，いろいろと試してみる。

【学童期～成人期】

からだも大きくなって，抱っこでの入浴を見直す時期である。入浴用のリフトを活用した入浴（図8）や，訪問入浴の利用などを検討する。

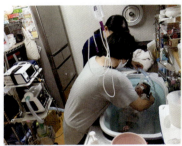
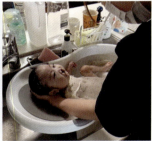

図4　台所のシンクを利用

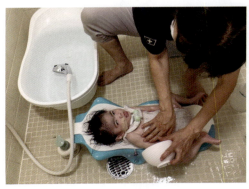

図5　ベビーバスとバスチェアの活用

看護ケアのポイント Ⅳ 生活の工夫

お風呂の工夫

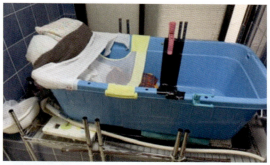

図6 タライを活用

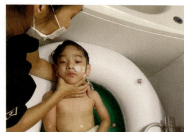

図7
体位が安定しない
こどもの入浴ケア
のための簡易浴槽

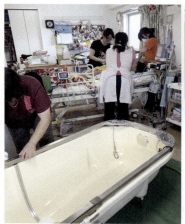
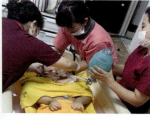

図8
入浴用のリフトを活用する

生活の工夫

4 お出かけの工夫

こどものお出かけでは，荷物が多いことから，準備や移動に困難を抱えるケースが多い。外出が少しでも楽になるよう，日頃から準備が必要である。

お出かけは，家で過ごすときと同じスケジュールどおりに進められないこともある。水分や食事の間隔など，どの程度猶予時間があるのか，事前に医師に確認しておくことで，スケジュールを立てやすくなる。外出先の環境を想像しながら，持参品はよりコンパクトにまとめ，時には柔軟な発想をもつことが重要である。

知っておきたい知識

1 気候の変化

体温調節が難しいので，気候に合わせた対応物品を持参する（表1）。

表1 暑いとき・寒いときの対応

暑いときの例	寒いときの例
● ミニ扇風機 ● アイスノン ● 帽子 ● 日傘 ● バギーの日除け	● 使い捨てカイロ ● 湯たんぽ ● レッグウォーマー ● 帽子 ● 毛布，膝かけ

2 緊急時の対応

バッグ・バルブ・マスク，酸素など，緊急時に対応できる物品を用意する。緊急受診を考慮し，保険証やお薬手帳なども忘れずに持参する。

3 医療的ケア

物品をできるだけ少なくできるよう工夫する（吸引チューブは単回使用，経管栄養はボトルを使い捨てバッグに変更，シリンジや懸濁ボトルで注入など）。どこに何があるかわかりやすいよう，収納グッズを工夫する（図1）。医療機器のバッテリーの利用時間の確認，充電，蓄電池の準備も欠かさない。酸素ボンベの残量もチェックする。

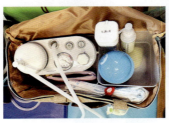

□ 吸引器
□ 吸引カテーテル
□ アルコール綿
□ カテーテルを流すための水
□ 手指消毒用アルコール

図1 吸引セットに準備しておくもの

吸引器は本人と一緒に移動することが多いため，バッグ・バルブ・マスク，緊急時用カニューレ（予備），屯用薬（けいれん・発熱時用）も一緒に入れる場合もある

4 食事,水分,排泄間隔

外出中は,家で過ごすときのスケジュールと比べて,多少のずれが生じることも仕方ないと考える。食事は既製品(飲料水,レトルト食品など)も活用する。

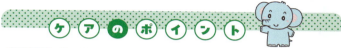

POINT 1　持ち物リストを作る(表2)
- 物を整理整頓して入れる。
- 消耗品(吸引チューブなど)は,外出時は単回使用にするなど工夫することで,必要物品を減らすことが可能である。
- バッテリー付きの医療機器や蓄電池の充電を忘れない。

POINT 2　外出先をチェックする
- トイレの有無(車椅子用トイレ,おむつ替え用のベッドの有無など)
- エレベーターの有無
- 休憩場所の有無(救護室などの活用)
- 電源の確認

POINT 3　食事やトイレのタイミングを考える
- 食事時間(注入時間の調整)
- トイレのタイミング

POINT 4　移動手段の工夫と荷物の見やすく,使いやすい配置を考える
- ベビーカー,バギー,車椅子では,チューブ類をまとめる,医療機器をすぐに使えてモニターが見える場所に配置するなど工夫する。
- 車での外出では,車中でケアしやすいように必要物品の配置が重要である。チャイルドシート,カーシートを利用する(図2〜4)。
- 人工呼吸器の加湿器を付けたまま移動することもある。その場合は,チャンバー(おかま)がこどもの高さより下に位置するように配置する。
- 移動中に人工呼吸器の回路を動かさない(固定する)工夫をする(図5)。

【公共交通機関】
- 駅のトイレやエレベーターの有無・場所の確認
- 事前申請の有無
- 航空会社には専用の窓口がある。事前に相談・申請を行う。

【介護タクシー,福祉タクシー】
- 電源の有無,乗車できる車椅子のサイズ確認

表2 外出時の持ち物リストの例

	チェック	物品	必要量	充電
食事	☐	食事（レトルト，栄養剤など）		
	☐	飲み物		
	☐	食器類		
	☐	エプロン		
	☐	はさみ		
	☐	ミキサー		
	☐	ミキサー用の電池		
注入	☐	注入するもの		
	☐	白湯，水		
	☐	イルリガートル・栄養チューブ		
	☐	シリンジ		
	☐	聴診器		
	☐	予備のMチューブと固定テープ		
	☐	胃ろう接続チューブ		
	☐	栄養ポンプ		
	☐	栄養ポンプ用の電池		
薬	☐	薬		
	☐	服薬補助ゼリー・ジュース		
	☐	薬用のシリンジ，白湯など		
	☐	薬をとかすカップ		
	☐	軟膏類		
	☐	坐薬		
吸引	☐	吸引器		
	☐	吸引器のバッテリー		
	☐	吸引カテーテル		
	☐	アルコール綿		
	☐	水（必要時蒸留水）		
気管切開	☐	予備の人工鼻		
	☐	バッグ・バルブ・マスク		
	☐	緊急時セット（予備のカニューレ，潤滑ゼリー，カニューレベルト，Yガーゼなどセットされているもの）		

	チェック	物品	必要量	充電
呼吸器	☐	人工呼吸器本体		
	☐	外部バッテリー		
酸素	☐	酸素ボンベ		
	☐	チューブ，マスク，カニューレなど		
吸入器	☐	吸入器		
	☐	吸入薬や生理食塩液		
	☐	予備の乾電池（充電）		
着替え	☐	おむつ		
	☐	お尻拭き		
	☐	着替え		
	☐	タオルやガーゼ類		
便利グッズ	☐	ビニール袋（ゴミや汚れもの入れ）		
	☐	ペット用トイレシート（嘔吐時など）		
	☐	クッション類（体位変換に便利）		
	☐	お気に入りのおもちゃ		
	☐	ミニ扇風機，アイスノン®，日除けカーテン（暑さ対策）		
	☐	帽子，日焼け止め，サングラス，日傘（日差し対策）		
	☐	肌かけやバスタオル（寒さ対策）		
その他	☐	蓄電池		

看護ケアのポイント Ⅳ

生活の工夫

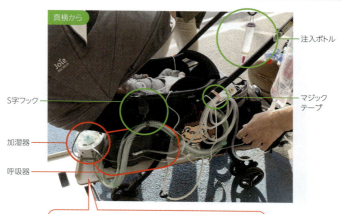

真横から
- 注入ボトル
- S字フック
- マジックテープ
- 加湿器
- 呼吸器

ベビーカーの下に板を乗せて、呼吸器・加湿器・酸素ボンベを乗せている。板については呼吸器の業者に相談できる

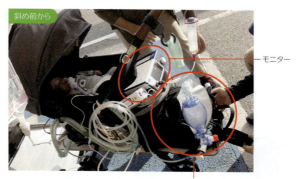

斜め前から
- モニター
- バッグ・バルブ・マスク

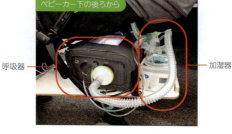

ベビーカー下の後ろから
- 呼吸器
- 加湿器

図2　車での外出時：ベビーカーと呼吸器あり（加湿器回路）

おうちの工夫 / 食べるの工夫 / お風呂の工夫 / お出かけの工夫 / トイレトレーニングの工夫

179

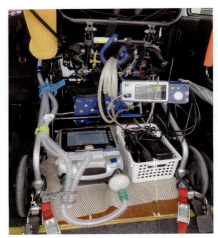

図3
車での外出時：
バギーと呼吸器あり

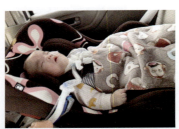

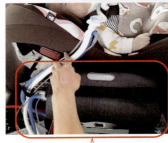

呼吸器はチャイルドシート
の横(座席)に置いている

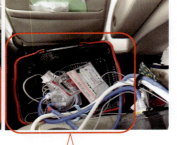

後部座席の足元にカゴを
入れた加湿器を置いている

図4 車での外出時：チャイルドシートと呼吸器あり(加湿器回路)

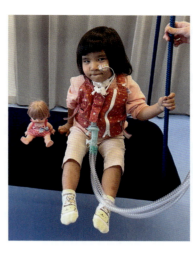

図5
呼吸器回路を固定するエプロン
赤のエプロンはベストタイプで、白く見えるのがファスナー。この部分を開閉して着脱する仕様になっている。真ん中の回路を固定する部分は、マジックテープで固定できる

POINT 5 外出時に便利な医療機器：電源を使用せずに使える機器の工夫

- バッテリー付きの吸引器・吸入器
- 人工呼吸器を人工鼻回路へ変更（事前に練習する）

※加湿器を使用する場合、電源が必要となるが、人工鼻回路を使用することで加湿が保てるケースもある

- 携帯用の酸素飽和度モニターへ変更（軽量、電池で使用可能な商品もあり）

> **column** お出かけが災害の訓練に
>
> こどもは電源が必要な医療機器を多く使用している。外出時は電源の確保が限られるため、蓄電池の容量がどのくらいもつのかなどを把握することができる。また、人工呼吸器の加湿器を使用せずに加湿を保つ方法として、人工鼻回路へ変更する方法もある。日頃から電源をできるだけ使わないお出かけに慣れておけば、災害時や停電時にも役に立つことがある。

生活の工夫

5 トイレットトレーニングの工夫

知っておきたい知識

トイレットトレーニングでは、こどもが"トイレで排泄できること"が重視されやすいが、こども自身が排泄の感覚を認知し人に知らせたり、排泄するために自分のからだを使い排泄後のすっきり感を得られるプロセスが重要である。こどもの認知や身体機能に応じて、こどもが排泄に関連する感覚を得られるよう働きかけていく。

1 こどもが排泄するからだを学ぶプロセス

こどもが学ぶ大切なからだの感覚とそれに伴う運動は主に次の3つである。
① 排泄した感覚がわかる（排泄した後に膀胱や直腸が空になるすっきり感）
② 尿道や直腸を排泄物が通る感覚と、それに合わせた尿道・肛門括約筋の弛緩（排泄）
　尿道・肛門括約筋の弛緩と、排便時に腹圧をかける協調運動の習得である。排泄の我慢を習得する前に、自分の意思で排泄することを習得できるとよい。
③ 膀胱や直腸に排泄物がたまった感覚（膀胱や直腸が広がっている感覚）と尿道・肛門括約筋の収縮（我慢）

2 こどもの特徴

- 排泄神経の障害がある場合、尿意や便意、排泄後の感覚が得られにくい。排泄後の腹部のすっきり感や汚れたおむつの不快を共有するなど、視覚・触覚なども含め排泄の感覚を育む。
- 利尿薬や緩下剤の使用による頻回な排泄、強制排便などは、過度な尿意・便意が生じたり、括約筋でコントロールできる以上の外力が加わることがあり、排泄の感覚の習得に影響を与える。そのため、それらの薬剤を使っている場合には、"我慢"することはこどもにとって難しいことを認識する。
- 重症児は姿勢の保持が困難であったり、こどもが尿意・便意を訴える表現を周囲が読み取れず、おむつでの排泄が当たり前になりやすい。上記①〜③の感覚を個々のこどもの状態に合わせて習得できるよう働きかける。

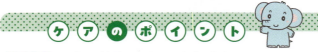

POINT 1 こどもの排泄に関連する感覚を大事にする

- 排泄後におむつが汚れたままでいると、こどもは汚れても不快に感じなくなる。汚れたおむつはできるだけ早く交換し、交換する際には「びちょびちょで気持ち悪かったね」など不快を共有する。こどもが"おむつは汚れたら人に伝える"という感覚をもてるようにする。

- 排泄した後のすっきり感，排泄するときの尿道や直腸を排泄物が通る感覚を共有する。"おしっこ出てすっきりしたね"とお腹に触れ感覚を伝えたり，"うーん"と踏ん張る仕草をケア提供者が見せ，便意の感覚に合わせた協調運動を促す。
- トイレやおまるに座る習慣をこどもの生活のなかに取り入れる。ただし，排泄が成功するまで長く座らせることはしない。座る時間は5～10分以内が目安である[1]。
- 排泄時に痛みや苦痛があるとき（便秘や裂肛など）は，苦痛を緩和するケア（p58「便秘」参照）を優先し，トイレットトレーニングは苦痛が緩和されてから実施する[1]。

POINT 2 排泄する姿勢を整える

おまるやトイレを使用する場合には，足底がしっかりと床につくように，補助台などを設置する（図1）。排便はやや前傾姿勢をとるとよいため，体幹の筋力が弱く坐位保持が難しい場合は，トイレの前に手すりや支え台を置くとよい。安全にこどもが一人で体勢を整えられるよう補助具を工夫する。

幼児期は，おまるに座らせ，ソファ・枕などを使用し，前傾姿勢をとれるよう援助する。臥位の場合，排便時は直腸が下を向き，腹圧をかけやすい体位（上体を起こす，膝の下にクッションを入れる）を整える。

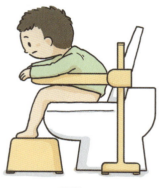

図1　排泄の姿勢

POINT 3 排泄する場所を考える

排泄場所は，こどもの身体機能のみならず，成長・発達を踏まえ，居室，居室以外（おむつを交換する別の場所など），トイレなどを検討する。また，浣腸などの強制排便を行っている場合，就学後にも処置後にそのまま居室でおむつやおまるで排便することが続きやすい。おまるを脱衣所に持ってくる，トイレに移動できる場所で処置を行うなど，排泄はプライベートな空間で行われることをこども自身も体感できるような環境づくりを心がける。

〈文献〉

1) Yachha SK, et al：Management of Childhood Functional Constipation：Consensus Practice Guidelines of Indian Society of Pediatric Gastroenterology, Hepatology and Nutrition and Pediatric Gastroenterology Chapter of Indian Academy of Pediatrics. Indian Pediatr 55：885-892, 2018.

V章

コミュニケーションと遊び

1 コミュニケーション支援

コミュニケーション支援のポイントと心構え

1 コミュニケーションはインタラクションを通じて支援する

こどもがコミュニケーションに肯定的になるように,親和的・応答的な雰囲気を意識する。コミュニケーションの力は,インタラクション(やり取り)によって育まれる。そのことを意識して,豊かなコミュニケーションを心がける。

> 例:相手とのほどよい距離,穏やかな表情での対応,呼びかけやあいさつのことばの選定(丁寧さを表す言い方,気軽さを優先するときの働きかけ方など)のほか,日常的な関心事について知るようなやり取りを試すなど

2 こどもの障害特性や個性を理解して,表出方法や内容を受け止める

コミュニケーションは,しゃべる(話す力),声を聞く(聞く力),考える・理解する(言語の力),相手・状況に応じる(社会性の力)など,関係する力を総合して成り立っている。

こども一人ひとりに対応する心構えの例を図1に示す。こどもは一人ひとりに個性があるため,こどもの表現はそれぞれであることを大切にする。

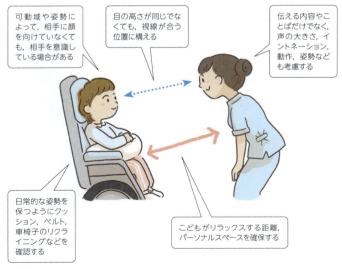

図1 コミュニケーションに際しての心構えの例

コミュニケーションと遊び　Ⅴ

❸ コミュニケーションの機会を生活のなかにつくるようにする

　日常生活にあるさまざまな場面で，いろいろな人と交流する，一緒にいる，協力して活動するなど，コミュニケーションが豊かになるような機会をつくる。コミュニケーションは成長と生活の基盤となるため，こどもの意見や考えを尊重する対応を常に意識する。

発達段階からみたコミュニケーションの特徴と支援のポイント

　発達段階ごとのコミュニケーションの特徴と，こどもの支援のポイントを表1に示す。
　意味のあることばの表出がない段階は，周囲の物や人などにかかわり，応答していくことを通じて，コミュニケーションの基礎を身につける段階である。ことばを表出しはじめる段階は，やり取りに使用できる反応やレパートリーやことばを試して，実用的な手段や内容などを習得する段階といえる。ことばで会話する段階は，話しことばやほかの手段を使ってコミュニケーションを広げ，深めていく段階である。

重症心身障害児のコミュニケーション障害

　重症児では，コミュニケーションにかかわる領域全般に困難が生じ，障害が重複することによって一人ひとりに特有の困難が起こりうる。そのため，こどものコミュニケーション障害やそれによる困難を理解することが必要である。コミュニケーションにかかわる音声・聴覚・言語・社会性の領域と主な障害を表2に示す。
　コミュニケーションは，音声と聴覚による音声言語が主に用いられ，表情，動作，視線なども使われる。また，手話（手指による言語），文字，記号などの視覚的シンボルを主とする場合もある。その他の領域として，視覚の領域（視力や視野など見ること），運動機能の領域（姿勢保持，手指の動作などに関すること）もあり，コミュニケーションに関する非言語の領域も考慮しなければならない。

コミュニケーション支援のためのさらなる視点

❶ こどもの健康を保ち，生活のなかで交流機会をつくる

　こどもが健康でいることは，生活のなかで人と交流する機会を継続的につくる基盤となる。また，日常の生活場面もコミュニケーションの機会として，支援者からのアプローチを心がける。例えば，「おはよう」「いただきます」などのあいさつとそれを使う場面は，生活におけるよくある交流機会として大切にする。

【ポイント】
　日常の体調管理，医療的ケアに関する処置など，こどもの健康を保つ対応は，コミュニケーションの機会である。声かけなどを親和的に行うようにする。

表1 発達段階ごとのコミュニケーションの特徴と支援のポイント

発達の段階	コミュニケーションの特徴とポイント
ことばの表出がない段階（1歳ころまで）	● 周囲からのさまざまな働きかけに反応する ● 物や人などへの関心があり，話しかけに応答する ● 問いかけの内容に対応して応答するようになる **ポイント** ● 日常的な出来事や興味のある活動などで，ことばかけや表情などを総合して，かかわるようにする ● こどもの反応や表出などに穏やかで応答的に応じて，インタラクションを促進する
ことばを表出しはじめる段階（1歳6カ月〜2歳ころ）	● 話しかけた内容に即した返答や，自ら働きかける発声などが確実になる ● 日常的な経験や行動などに関する話題に応答できるようになる ● 十分に経験していないことや抽象的な内容には，あいまいな応答となることがある **ポイント** ● 日常的な活動やことばかけ，遊びなどを通じて興味を深め，表現し，インタラクションが広がるように意識する ● 「話しかける-応答する」を繰り返すやり取り遊び，手遊びうた，簡単な文・内容の絵本の読み聞かせなどを楽しむように行う
ことばで会話する段階（3〜6歳ころ）	**会話ができるころ（前半）** ● 相手の話に対して自分の意見を簡潔に言うことや，自分から話題を出し会話しようとする ● 自分の知識・経験・イメージや気持ちなどを相手に伝えたり，そのことを共有したりする **会話が広がるころ（後半）** ● 会話を通じて，新しい言葉や知識などのほか，相手の考えや気持ちを知るようになる ● 積極的に会話し，自分の意見などが相手に伝わるように，話したことを言い換えるなど工夫をする **ポイント** ● いくつかの形式で質問したことに答える，キーワードについて話すなど，会話形式でインタラクションを続ける ● 絵本の読み聞かせや絵を描くなどの活動を共にして，手順や題材などについてやり取りをする ● 経験やイメージにかかわる語彙やフレーズの増加，会話スキルの指導などを検討する

コミュニケーションと遊び **V**

表2 音声・聴覚・言語・社会性の領域と主な障害

音声の領域	声を持続的に出せる，はっきりと声を出す，わかりやすく発音する，単語や文を話す，流暢に発話するなど **主な障害など** ● 音声にかかわる運動機能の障害，呼吸器系の疾患 ● 声帯に起こる疾患 ● 口唇口蓋裂，運動障害性（麻痺性）構音障害など
聴覚の領域	音声や周囲の音を聞く，単語や文を聞き取る，うるさい場所で相手の話に注意を向けるなど **主な障害など** ● 滲出性中耳炎・外耳道閉鎖などによる伝音性難聴 ● 内耳に原因のある感音性難聴など ● 伝音性難聴と感音性難聴が合わさる混合性難聴
言語の領域	思考・判断・問題解決，記憶・注意，文字の読み書きなど **主な障害など** ● 知的障害（知的能力障害），高次脳機能障害 ● 認知処理にかかわる疾患など
社会性の領域	話しかけに応じて相手を見る・同じように声を出す，目的・気持ち（情動）を共有する，会話スキルなど **主な障害など** ● 知的障害（知的能力障害），対人関係や社会性の困難など

2 実用的なコミュニケーション手段を見つける

実用的な手段とは，実際に本人からの発信が相手に伝わる方法として，内容や意図を表しやすいか（簡便性），概ねいつも使用しているか（一貫性），いろいろな相手に使用するか（一般性）などに注目する。

【ポイント】

発話，表情，動作など把握しやすい手段だけでなく，視線の向き・相手を見つめる時間，手指の動きなど，全体的に観察する。

3 コミュニケーション・エイドは内容が伝わりやすいように工夫する

表出を補助するコミュニケーション・エイドとして，文字ボード，シンボルボード，音声出力機器などがある。それらは，日常的に用いる単語やフレーズから採用して，周囲に伝わりやすいように工夫する。文字ボードやシンボルボードの例を図2に示す。

【ポイント】

ボードに使用するシンボル（絵，内容など）は，こどもの活動・興味・発達段階のほか，かかわる人たちなどを考慮して，実用的な内容を選ぶようにする。また，使用するシンボルの絵柄，雰囲気などを本人の個性に合わせることも大切である。

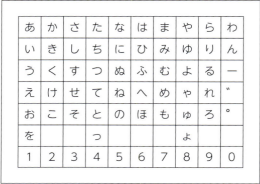

かな文字ボード

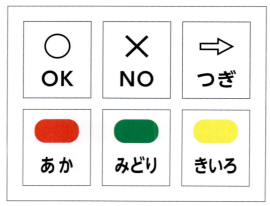

制作活動用のシンボルボード

図2　文字ボード・シンボルボードの例
こどもが伝えたい文字・内容を指さして使用する

4 話題の内容を補う情報を共有する

　こどもの障害の程度や発達段階によって，内容を相手にわかりやすく伝えたり，ことばを言い換えたりすることが難しい場合がある。このようなこどもとのインタラクションを円滑にするため，本人の経験したこと，日常の出来事などをかかわる側ができるかぎり情報共有する。

【ポイント】

こどもの活動や経験などを記したメモボードや日記帳，写真・動画を保存したタブレットなどは，かかわる側の情報共有に役立つ。

5 補装具などを適切に装着しているか確認する

車椅子（姿勢保持のためのヘッドレスト，クッション，ベルトなど），メガネ，歩行装具，補聴器などが適切に装着されているか確認する。これらのチェックは，コミュニケーションをサポートする意味合いとしても必要である。

【ポイント】

装着・使用の前に汚れ，部品の欠落，故障などを確認する。さらに，乾電池や充電式バッテリーを使用する場合，電気の残量を確認し，使用中に不足しないように点検する。

6 自分のコミュニケーション・スタイルを振り返る

コミュニケーションの力は親和的な伝え合いによって育まれるので，かかわる側のコミュニケーション・スタイルを振り返ることを心がける。

【ポイント】

相手からの発信を待つ雰囲気や態度など，自分のかかわり方を見つめる。そのとき，自分の長所を生かす気づきも大切である。

2 IT機器の活用

コミュニケーション・エイドしてIT機器を使う

音声表出の困難さを支援する拡大代替コミュニケーション（AAC）として，コンピューター，スイッチ，アプリケーション（以下，アプリ）・ソフトウエアによる音声出力コミュニケーション・エイド（VOCA）を適合して，コミュニケーションをサポートする（図1）。

【ポイント】
- **本人の運動機能やコミュニケーションのニーズに適合する**
  操作のために動作可能な身体部位，可動域，力の強弱・持続性などとともに，コミュニケーションのニーズや発達段階などを考慮する。
- **使いやすいようにコンピューターの基本機能を設定する**
  コンピューターのOS（基本ソフトウエア）にある「アクセシビリティ」の設定などによって，本人の操作しやすさが向上するか試してみる。
- **機器を活用するためには，本人と支援者の習熟が必要となる**
  IT機器によるVOCAなどを活用するためには，リハビリテーションなどを通じた練習と，日常的に使用して機器に慣れていくことが，本人と支援者に必要となる。

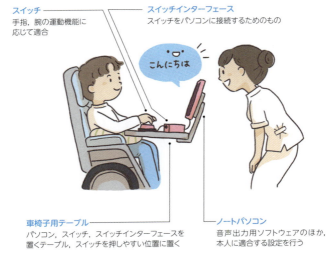

図1 スイッチを使用したコンピューターによるVOCAの例

コミュニケーションと遊び V

コミュニケーションの支援にIT機器を活用する例

1 AAC機器を使用して，コミュニケーション機会を増やす

AAC機器としてコンピューターによるVOCAを適合することで，インタラクティブなコミュニケーションを促進するとともに，他者への自発的な発信機会が減ることや，相手へ明瞭に伝達しにくいことをサポートする。

2 別の場所にいる人と交流するために使う

運動機能や疾患の状態によって移動に制限がある場合，対面のコミュニケーションや社会的な活動への参加機会が得にくいことがある。その際，Wi-Fiなどの通信環境にコンピューターやタブレットなどを接続して，メールやメッセージアプリなどによる文字通信のほか，内蔵カメラによるビデオ通話を試してみる。

3 本人の行動記録や資料の保存のために使う

他者への発信や交流ニーズが少ない場合，タブレットをいつも携帯して，本人が行った場所や行動などを介助者が記録する（例：イベント参加の様子や本人の感想をビデオ撮影する，介助者による一言日記など）。その内容は，周囲への本人理解，成長の記録などとして有効である。さらに，本人独自の手指ジェスチャーを写真や動画で記録することで，周囲が確認できるジェスチャー辞書となる。

4 ゲームや教材として使用する

コンピューターやタブレットのゲームアプリや教材アプリを本人のニーズ，運動機能，発達段階に応じて選定して，学習教材や余暇的な機会として使用する。学校教育ではGIGAスクール構想として，コンピューター端末とインターネットをすべてのこどもの学習に活用することが推進されている。

IT機器を使用するときの注意点

①コンピューター，タブレットなどの本体のほか，視線入力装置などのハイテクIT機器は高額である。導入を検討する際，作業療法士（OT），言語聴覚士（ST）らの多領域の専門職による意見とともに，候補の機器を試用することが大切である。また導入については，本人の意向や家族の希望などを尊重することも重要である。

②とくにスマートフォンやSNSなどの外部との通信を利用する際，個人情報保護の対策やデジタルリテラシーの理解が支援者にも必要となる。

③コンピューターなどのバッテリー状態，使用機器の傷や故障の有無など，日常のメンテナンスが重要である。さらに，故障した際や本人への適合などのサポート体制・窓口を整えることが必要である。

コミュニケーション支援

IT機器の活用

遊びの工夫

コンピューターを自分で操作するための機器

1 スイッチとスイッチインターフェース

マウス，トラックパッド，キーボードなどが使用できない場合，コンピューターなどにオン／オフの入力を行うスイッチと，スイッチインターフェースを利用する。プッシュ型スイッチとスイッチインターフェースの例を図2に示す。

プッシュ型スイッチには，ボタンの大きさ，押し込む深さ，反発の強さなど，さまざまな種類がある。また，車椅子テーブルに置くほか，固定用アームに取り付けて使用する場合もある。

スイッチインターフェースは，スイッチとパソコン・タブレットなどを接続するための装置である。USB端子などの有線タイプだけでなく，無線でパソコンなどに接続できる機種もある。

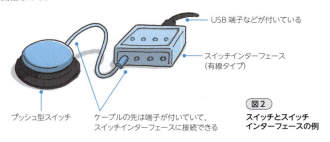

図2 スイッチとスイッチインターフェースの例

2 視線入力装置

手指などの身体動作ができない場合，視線の動きによる視線入力装置が候補となる（図3）。

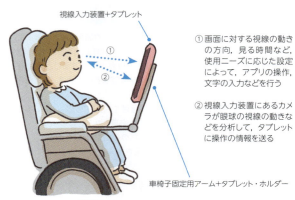

図3 視線入力装置とタブレット操作の例

用語の基礎知識

1 IT (information technology)

ITは情報技術といわれ，コンピューターやネットワークに関する技術という意味合いがある。近年，情報通信技術（information and communication technology；ICT）という語が広まっており，スマートフォンなどの情報通信機器で利用するアプリやインターネットサービスを実現する技術である。

2 スイッチ

本稿では，コンピューターやタブレットなどの操作や入力のために使用するものをさす。ボタンを押すことでオン／オフするプッシュ型のほか，息を吹くタイプ，軽く触れると作動するタイプなど，形状，大きさ，オン／オフの仕組み，スイッチ操作に必要な力の大きさや向きなど，さまざまな機種がある。こどもがオン／オフが可能である身体部位とその可動域，オン／オフのためのパワーとその持続性などに応じてスイッチを選択する。

3 視線入力

コンピューターやタブレットなどの操作や入力に，視線の動きや注視などを利用すること，またはそれを可能にする装置やその機能を意味する。

4 AAC (augmentative and alternative communication)

拡大代替コミュニケーションなどと訳される。AACにはコミュニケーションにおいて話すこと以外の方法という意味があり，話しことばに困難があるすべての年齢で利用できるといわれる。拡大とは発話することに追加する方法，代替とは発話に代わる方法をさしている。

手指サイン，文字カード，シンボルカード（例：図・マーク・ピクトグラムなどのシンボルが描かれているカード）は，ローテク（Low-Tech）なAACに分類される。コンピューターやタブレットによるVOCAはハイテク（High-Tech）なAACに分けられる。

5 VOCA (voice output communication aid)

VOCAは音声出力型コミュニケーション・エイドといわれる。合成音声または録音した音声を出力する機器，またはその機能を設定したコンピューターやタブレットが該当する。例えば，ひらがなボタンを押して，スクリーンに単語や文を入力した後，音声出力ボタンを押すと，それらを音声で出力する機器がある。

6 GIGAスクール構想

学校教育において，こども1人1台のコンピューターなどの端末と高速通信ネットワークを整備する国による取り組みである。特別支援学校などの実践事例があり，重症児への事例も紹介されている。今後，こどもが学校でIT機器を使用することが促進されるため，学校以外での活用も検討していくことが望まれる。

3 遊びの工夫

遊びとは

こどもは，遊びをとおした経験からさまざまなことを学び，感性が養われていく。遊びは主体的な活動といわれているが，障害があるために遊びの機会が制限されるこどももいる。そのため，障害のあるこどもにかかわる支援者が，こどもの遊びをサポートし，遊びの機会を保障することが求められる。

こどもの発達段階や好きなこと，こどもの特徴（活動しやすい体勢・安全な体勢，体調のよい時間など）を多職種で話し合い，それらに沿った遊びを提供することで，こどもがより遊びを楽しむことができる。

遊びの種類

1 季節が感じられる遊び

季節のイベントや食べ物を生かした遊びは，四季を感じるだけでなく，文化を知ることができ情緒を育むことや，豊かなこころの成長にもつながる。

> 例：（春）ひな祭り・お花見ごっこ，（夏）かき氷体験・夏まつり，（秋）お芋掘り・ハロウィン，（冬）クリスマスツリー製作や飾り付け・お正月の遊び・節分など

2 さまざまな感覚を刺激する遊び

一つの遊びでもさまざまな感覚刺激が期待できるよう，素材や方法を工夫するとよい。例えば，食材を使用した遊びで，カラフルな寒天を使った遊びでは，視覚，触覚，嗅覚，聴覚を刺激する遊びが期待できる。

> 例：ウォーターマット（図1），スヌーズレン（図2）

3 個別遊び

個別遊びはこどもが1人で，もしくは大人のサポートのもと1対1で行う。自分のペースで，集中して取り組みたい，また支援者がこども個人に注目したい遊びに適している。

> 例：絵本，モビール製作，ふれあい遊び，いないいないばあなど

4 集団遊び

集団遊びでは，他のこどもや支援者の存在を知り，他者への興味・関心，思いやりなどの社会性を育む段階のこどもの遊びに適している。集団遊びであっても個別の配慮が必要である。

> 例：ごっこ遊び，合奏，かくれんぼ，お手紙遊びなど

コミュニケーションと遊び Ⅴ

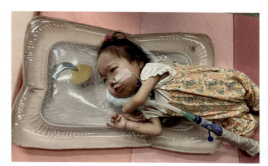

図1　ウォーターマット遊び
ウォーターマットの上に乗る，また触れることで，水の感覚，ゆれを感じて遊ぶ。水中に入っているおもちゃの動きを見て楽しむ

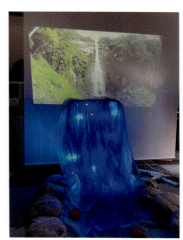

図2　スヌーズレン遊び
光や風，映像，音楽，香りなどを使用して感覚を刺激しつつ，リラクゼーションが期待できる

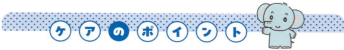

POINT 1　安全への配慮

　こどものバイタルサインや細かなこどもの変化の観察，活動のタイミングや挿入物に留意し活動を行う。とくに気をつけなければならないことは必ず目を離さないようにすることである。遊びへのチャレンジをしながら，安全に配慮することが，こどもの遊びへの機会を守ることになる。

POINT 2　こどもの反応を待ってみる

　多職種でこどもがどのようなときに，どのような反応をするのか確認してから活動を始めると，こどもの反応を見逃さずに観察できる。反応がすぐにみられない，または支援者がとらえられていないこともあるため，すぐに評価せず，繰り返し行うことや小さな変化をキャッチすること，待つことも必要である。

POINT 3　ケアのなかに遊びを取り入れる

　ケアを行うときは，こどもと遊ぶチャンスでもある。楽しい雰囲気でこどもと話をしながらケアをすることも遊びとなる。ふれあい遊びも取り入れやすい。

POINT 4　さまざまなことにチャレンジし，負ける・失敗する感情を経験する

　障害が重いほど，大人からの多くの考えによってこどもの生活が成り立つため，こどもが負ける・失敗する感情を経験しにくい環境にある。好きな遊びを繰り返して行うことは，こどもの安心感や快につながるが，今までやったことのない遊びや遊び方にもう一歩チャレンジして，さまざまな感情を経験することも大切である。

POINT 5　こどもと遊ぶ楽しさを共有する

　こどもは周囲の大人の雰囲気に大きな影響を受ける。支援者が"こどもと遊んであげる"ではなく，"一緒に遊びを楽しむ"ことで，こどもが遊びの楽しみを知るきっかけとなることもある。支援者にとっては，"その子らしさ"を新たに発見できる機会にもなる。

付録

1 生活を支えるサポート体制

こどもが乳児期,幼児期,学童期,青年期と成長・発達するなかで,病状も変化し,こどもとその家族が必要とする医療・支援は目まぐるしく変化する。それに伴い,地域の支援の場では,支援チームの再編成が繰り返される。このように,こどもとその家族の毎日には,さまざまな支援者がかかわっていることがわかる(図1)。

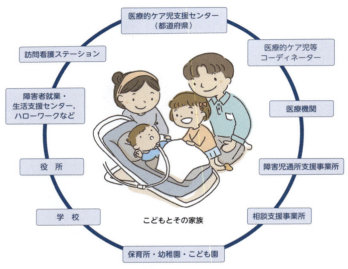

図1 こどもとその家族を支える地域のさまざまな支援

児童相談所と福祉事務所の役割

児童相談所は相談業務のみならず,障害児については,療育手帳の発行に必要な発達検査などを行っている。また,特別児童扶養手当や障害児福祉手当などの診断書作成にかかわる場合もある。さらに,障害児入所施設の利用に関しても,児童相談所が相談窓口になったうえで入所の必要性を判断するなど,さまざまな業務を行っている。

各種サービスや手当などを受ける際の手続きには,児童相談所,福祉事務所,市区町村の窓口,都道府県の窓口と複数の窓口があり,自治体によって担当している場所が異なる。まずは,相談支援専門員などの身近な福祉職に相談し,住まいの自治体では,どこが窓口になっているか確認するとよい。

付　録

医療的ケア児支援センターの役割

　「医療的ケア児支援センター」は，「都道府県知事が社会福祉法人等を指定又は自ら行う」とされ，都道府県直営のセンターのほか，都道府県知事から社会福祉法人などに委託されている場合がある。また，医療的ケア児支援センターは，その必要性に応じて１カ所ではなく，複数箇所設置されていることもあり，その体制は都道府県によって違いがある。

　業務内容は，①医療的ケア児およびその家族の相談に応じ，または情報の提供もしくは助言，そのほかの支援，②医療，保健，福祉，教育，労働などに関する業務を行う関係機関などへの情報の提供および研修などである（医療的ケア児及びその家族に対する支援に関する法律より）。

医療的ケア児等コーディネーターの役割

　医療的ケア児等コーディネーターは，研修（国が定めたカリキュラムに沿って，各都道府県で実施）を修了し，医療的ケア児支援に関する知識を得た相談支援専門員，看護師，保育士などがその役割を担っている。具体的には，医療的ケア児とその家族の支援や関係機関との調整などであり，医療的ケア児支援センター，児童発達支援センター，相談支援事業所，訪問看護ステーション，障害者総合支援センターなどさまざまな場所に所属しているため，各都道府県の医療的ケア児支援センターに確認するとよい。

　こどもの支援チームは，成長・発達，病状など，状況に応じて再編成をしていく必要があるなかで，その長いスパンでこどもと家族に伴走するのが医療的ケア児等コーディネーターといえる。

相談支援専門員の役割

　相談支援専門員とは，障害児・者の相談・支援を行い，障害児・者およびその家族と福祉サービスをつなぐ職種である。とくに医療的ケア児，重症児の福祉サービスに詳しい相談支援専門員は，基幹相談支援センターや障害児相談支援事業所などに所属しており，親の声から家族やこどもの状況をアセスメントし，通所サービスの利用にかかわる「障害児支援利用計画」や，居宅サービスなどの利用にかかわる「サービス等利用計画」を作成する。また，サービス利用開始後のモニタリングなどを行い，計画の変更を行う場合もある。

　これらの計画を基に，実際にサービスを提供する事業所のサービス管理責任者が「個別支援計画」を作成し，こどもへのサービスを提供する。

保育所・幼稚園・こども園における支援

　こどもが地域の保育所・幼稚園・こども園を希望し，施設内での医療的ケアの実施が必要になる場合，ケアの実施者を確保する必要がある。看護師を保育所に

配置するほか，訪問看護ステーションや近隣の病院と契約し，看護師を派遣してもらう方法などがある。なお，喀痰吸引等〔社会福祉士及び介護福祉士法（昭和62年法律第30号）第2条第2項に規定する喀痰吸引等をいう〕を行うことができる保育士，もしくは保育教諭（認定特定行為業務従事者）を配置することも可能であるが，実施可能な医療的ケアは限られており，法律上，看護師でないと実施できない行為もあるため，注意が必要である。

また施設自体，現場の職員がこどもの支援に携わった経験が乏しい場合もある。看護師が確保できれば「医療的ケア」は実施できるが，保育士は看護師とも相談しながら，こどもの発達支援や周りのこどもたちとの集団生活の場をどうつくり上げていくか，どのように育てていくか，といった視点が重要になる。

「保育所等訪問支援」は，親が希望し，申請をすれば受けることができる（訪問先施設からではなく，あくまで親の依頼に基づく事業）。これは，障害児の支援に関する知識や経験をもつ専門員が保育所や幼稚園，こども園，学校，放課後児童クラブなど集団生活を営む施設を訪問し，障害のないこどもとの集団生活への適応のために専門的な支援を行うものであり，こどもへの直接支援のほか，現場の職員への専門的な情報提供や助言などが得られる。

学校における支援

こどもの学びの場は，こども，親の意向を踏まえて教育委員会が決定する。就学の場が決定するまでの過程では，主治医の意見を聞いたり，複数の学校を見学する必要があり，また，必要な配慮（物品の購入や，改修工事，看護師の確保）をするための予算確保や，実際に働く看護師を探す必要があるため，少なくとも入学する1年以上前から準備することが望ましい。学校での医療的ケアは看護師が行う場合が多いが，学校によっては，一定の研修を受けた教員などが特定行為と呼ばれる医療的ケアを行っている場合がある（p6「医療的ケアとは」参照）。

学校という場においてこどもたちは，親と離れることで自立の一歩を踏み出し，勉強だけでなく，集団生活のなかでからだやこころを育みながら友達や教員と人間関係を築いていくことになる。なかには，医療的ケアの手技が自立し，看護師の付き添いなしで中学校，高等学校に進学するこどももいる。

児童発達支援センター・放課後等デイサービスにおける支援

児童発達支援センターは児童福祉施設の一つであり，未就学児を対象としているが，すべての障害児に対して地域における障害支援の中核的役割を担っている。具体的には，こどもの障害の特性や発達のペースに合わせて，基本的な生活習慣や，社会性やコミュニケーション力を身につける支援，からだを育てる支援などを行う場所である。保育士や看護師，理学療法士，作業療法士，言語聴覚士，心理士などさまざまな職種が力を合わせてその子に合った発達支援を行い，親のサポートや相談業務も行っている。

放課後等デイサービスは，小・中・高等学校（特別支援学校も含む）に在籍する

障害のある児童・生徒を対象としており，主に放課後や学校の長期休暇などに利用することができる。学校や家庭とは異なる環境で，余暇活動や障害特性に応じた発達支援などを行う場所であり，親の就労支援やレスパイトの意味合いも含んでいる。

レスパイト入院での支援

　レスパイト入院は障害福祉サービスの一つで，障害者支援施設などが行う福祉型短期入所や，医療機関や介護老人保健施設などが行う医療型短期入所がある。レスパイトは，「息抜き」「休息」という意味で，「家族のためのケア」である。家族の疲労が大きい場合や家族の体調が思わしくないときなどの負担軽減だけでなく，冠婚葬祭やきょうだいとの時間を確保するためなど，さまざまな場合にレスパイト入院を利用することができる。

2 動ける医療的ケア児のケアの工夫

動ける医療的ケア児とは

　医療的ケア児の一定数は，歩いたり走ったりすることのできる「動ける医療的ケア児」である。「大島分類」では，身体面と知的面の二側面から障害レベルが判定され，歩くことができたり，知的障害のない動ける医療的ケア児は障害レベルが判定できなかった。しかし，2021年の障害福祉サービス等報酬改定により，動ける医療的ケア児に対応した新たな医療的判定スコアに「見守りスコア」が設定された。動けるからこそ，人工呼吸器や気管切開カニューレなどの医療デバイスが外れてしまう可能性もあり，即座に対応できる看護師の配置が必要となる。見守りスコアが新設されたことにより，動ける医療的ケア児の基本報酬は大幅に改善され，看護師の加配が可能となった。

　医療的ケア児のさまざまな状態像を**表1**に示す。

表1 医療的ケア児のさまざまな状態像

寝たきり 知的障害あり	歩ける 知的障害なし	歩ける 知的障害あり	歩けない（肢体不自由） 知的障害なし
医療的ケアは複雑で多い	医療的ケアはシンプルなことが多い	医療デバイスを抜去してしまうリスクがある	医療的ケアが多く，発達に応じた支援を得づらい

発達に応じた対応

　すべてのこどもにおいて，年齢や発達に見合った遊びによる刺激を受けることは，成長や発達を促す結果となり，それは動ける医療的ケア児も例外ではなく，重要な経験となる。こどもの成長には個人差がある一方で，発達の順序性においては共通する特徴があり，発達段階に合った遊びを取り入れる。

1 遊びと教育

　動ける医療的ケア児は，医療デバイスがあることや乳児期を病院で過ごしている場合が多く，乳児期に必要な感覚遊びが不足してしまうことがある。感覚遊びが不足すると，からだの鈍感さが残り自らのからだをうまくコントロールできなくなることもある。早期から抱っこや見る・聞く・触るといった感覚遊びを取り入れていくことが必要である。

　動ける医療的ケア児の状態も多様であり，医療的ケアは必要であるが知的障害や身体障害がない場合，年齢相応の集団生活や学習環境が必要である。就学支援として吸引や注入など必要な医療的ケアの自立をめざすことも必要である。

2 自己抜去防止の工夫

　医療的ケアが必要であるが，身体障害や知的障害がある場合，知的障害の程度によっては，医療デバイスを自己抜去してしまう可能性も高く，看護師の配置に加え支援者の見守りや教育が必要になる。さらに，自己抜去を防止する工夫が必要となる。気管切開ではたすき掛け補助具を利用したり（図1），胃ろうの場合はボタン型を使用し，ロンパースや腹帯などでこどもが自分で触れにくくなるように隠したりする方法などが行われる。経鼻経管栄養チューブは，こどもの手の届きにくい場所に固定を工夫する（図2）。

　また，遊びを通して五感を刺激することにより，こどもが医療デバイス以外のことに集中し，自己抜去を防止するためにディストラクションを取り入れることも有効である。自己抜去を防止するためにミトンや抑制帯を使用してしまうと微細運動の発達が遅れるだけではなく，こどもの遊びたい意欲も抑制されてしまう。自己抜去の可能性が高い場合は，こどもにとって医療デバイスが不快なのかそれとも興味本位で触ってしまうからなのかを見極め，個々のこどもに合った対応をする必要がある。

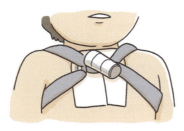

図1
気管切開たすき掛け補助具
自己抜去だけではなく，不意の動きでカニューレが外れることを防止する

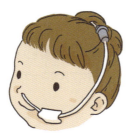

図2
経管栄養チューブを髪の毛と一緒に固定
手の届きにくい肩や髪の毛に固定することにより，計画外抜去を防止することができる

索 引

数字・ギリシャ文字

6F-Words	4, 5
II型呼吸不全	96
β刺激薬	105

A～W

AAC	192, 195
CPF	94
DESIGN-R®	71
ECクランプ	140
GIGAスクール構想	195
ICF	2, 3
ICF 小児青少年版	2
ICIDH	2
IGF-1	50
IT	195
IVH	117
MDRPU	69, 126
MI-E	90
NPPV	90, 93
SGA 性低身長	50
TPPV	90
VOCA	192, 195
V-P シャント	31

あ

アジャストフィット	99
遊びの種類	196
アテローム	145
アンヒバ®坐剤	30

い

医行為	6
胃軸捻転	67
石原式計測法	16
移乗	156
胃食道逆流	10
胃食道逆流症	66
医療関連機器褥瘡	69, 126
医療機器の設置	162
医療的ケア	6, 204
医療的ケア児支援センター	201
医療的ケア児等コーディネーター	201
イレウス	53
胃ろう	114, 133
胃ろうカテーテル	135
陰圧閉鎖療法	70
インスリン様成長因子- 1	50
インターフェース	95

インタラクション	186

う

ウォーターマット	197
動ける医療的ケア児	204

え

液剤	124

お

嘔吐	52
おむつ皮膚炎	72
音声出力コミュニケーション・エイド	
	192

か

開放型酸素マスク	96
拡大代替コミュニケーション	192
喀痰吸引	202
過成長症候群	50
カテーテル関連血流感染症	117
カテーテルの固定方法	119
かな文字ボード	190
カニューレ抜去	136
化膿	145
カプセル剤	124
下部尿路結石	80
顆粒剤	124

感染対策	26
完全閉塞	130
乾燥肌	144
浣腸	120
乾皮症	144

き

気管カニューレ	98
気管カニューレの再挿入	
	137, 138
気管カニューレの閉塞	132
気管支拡張薬	105
気管切開	98
気管切開下陽圧換気	90
気管切開術	98
気管内吸引用カテーテル	107
気管腕頭動脈瘻	100
気道閉塞	101
機能性月経困難症	44
機能性子宮出血	44
吸引	25, 106
吸引セット	176
吸収発熱繊維の下着	40
吸入	25
吸入物品	103
吸入方法	104
吸入療法	103
急変時対応	166

索引

仰臥位	152, 153
胸骨圧迫	132
胸部突き上げ法	131
筋緊張	34

く

クーリング	39

け

計画外抜去	136
経管栄養チューブ	133
経口内服	125
痙縮	34
経鼻胃管栄養	115
血圧	15
月経異常	44
月経不順	44
血性嘔吐	52
血性痰	24
下痢	55
言語的コミュニケーション	12

こ

後期ダンピング症候群	64
口腔ケア	112
拘縮	86
甲状腺機能亢進症	48
甲状腺機能低下症	48

硬性コルセット	160
拘束性呼吸障害	20, 23
高体温	37, 38
高張性脱水	76
抗てんかん薬	29
喉頭気管分離術	99
行動性体温調節	38
高二酸化炭素血症	143
股関節装具	159
股関節脱臼	86
呼気ポート	92
呼吸	14
呼吸障害	11, 20
国際障害分類	2
国際生活機能分類	2, 3
固縮	34
骨形成不全症	82
骨折	83
骨盤帯付長下肢装具	159
コップ飲み	112
骨密度低下	47
個別遊び	196
コミュニケーション	12, 186
コミュニケーション・エイド	189
コミュニケーション・スタイル	191
コミュニケーション障害	187

さ

坐位	153, 155
災害対策	167
採血	85
在宅用酸素	95
サイレントアスピレーション	130
サインの表出	12
坐薬	124
散剤	124
酸素投与デバイス	96
酸素濃縮器	95
酸素飽和度	15
酸素ボンベ	96
酸素マスク	96

し

ジェットネブライザー	103
自己抜去防止	205
思春期早発症	46
ジストニア	34
視線入力	195
視線入力装置	194
失禁関連皮膚炎	72
湿潤対策	72
児童相談所	200
児童発達支援センター	202
ジャクソンリース回路	141
重症低血糖	62

重積発作	27
集団遊び	196
十二指腸通過障害	67
循環障害	88
漿液性痰	24
症候性てんかん	27
錠剤	124
焦点発作	27
上部尿路結石	79
食事形態	169
褥瘡	69, 93, 145
食物残渣様嘔吐	52
自律性体温調節	38
シングル回路	91
神経因性膀胱	79, 120
人工肛門	120
人工呼吸器	90
人工呼吸器用ネブライザー	104
腎後性	78
滲出性下痢	55
腎性	78
腎前性	78
身体計測	16
身長	16
浸透圧性下痢	55
シンボルボード	190

す

スイッチ	194, 195
スイッチインターフェース	194
水頭症	31
髄膜炎	31
睡眠	148
ステロイド吸入	105
ステロイド軟膏	147
ストーマ	120
スヌーズレン	197
スピーチカニューレ	99
スピーチバルブ	99
スペーサー	103
スワッシュ	160

せ

成長曲線	17
成長ホルモン	50
成長ホルモン注射	51
脊柱側彎	86
摂食嚥下障害	10, 168
全般発作	27

そ

早期ダンピング症候群	64
相談支援専門員	201
側臥位	153, 155
足底装具	158

た

側彎	16, 86
ダイアップ® 坐剤	30
体位ドレナージ	25
体温	14
体重	16
脱水	75
ダブル回路	91
短下肢装具	158
胆汁性嘔吐	52
単純切開	98
ダンピング症候群	63, 64

ち

蓄尿障害	78, 79, 120
中心静脈栄養法	117
中枢性呼吸障害	20
中枢性思春期早発症	46
長下肢装具	158
腸管運動異常	55
聴診	14
腸ろう	114
直腸膀胱障害	58

て

低T3症候群	48
低温熱傷	109

低血糖	61
低身長	50
低体温	38
低張性脱水	75, 76
摘便	120
てんかん	148
てんかん発作	27

と

トイレットトレーニング	182
頭囲	17
糖原病	62
動的脊柱装具	160
導尿管理	120
導尿のセルフケア	123
頭部枕	154
特定行為	6
特発性思春期早発症	46
特発性てんかん	27
ドレッシング材	70
とろみの目安	169
トンネル型中心静脈カテーテル	117

に

肉芽	100
二酸化炭素ナルコーシス	96
入眠儀式	151
入浴方法	172

尿排出障害	78, 79
尿路感染症	80
認定特定行為業務従事者	6

ね

粘液性痰	24

の

脳室腹腔シャント	31
膿性痰	24

は

背臥位	152
排泄姿勢	183
バイタルサイン	14
排痰補助装置	25, 90
排尿	122
排尿障害	120
背部叩打法	131
排便障害	120
肺理学療法	25
バクロフェン髄注療法	128
バッグ・バルブ・マスク	140
鼻カニューレ	96
バルーン・チューブタイプ	114
バルーン・ボタンタイプ	114
バンパータイプ	116

索引

ひ

ピークフロー	94
皮下埋め込み型ポート	117
皮下注射	127
皮下迷入	138
鼻腔・口腔吸引用カテーテル	107
非言語的コミュニケーション	12
膝関節拘縮	84
膝周囲骨折	84
皮疹	74
非侵襲的陽圧換気	90
左凸側彎	67
皮膚トラブル	144
ヒューバー針の固定方法	119

ふ

不穏	42
不完全閉塞	130
腹臥位	152, 153, 154
伏臥位	152
腹部突き上げ法	131
ブコラム® 口腔用液	30
プッシュ型スイッチ	194
不眠	41
プラスチック製股関節装具	159
ブリストルスケール	122
分泌性下痢	55
分泌物貯留	20

糞便様嘔吐	52

へ

閉塞性呼吸障害	20
変形	16, 86
便秘	58

ほ

保育所等訪問支援	202
放課後等デイサービス	202
膀胱収縮力の低下	80
膀胱ろう	120
乏尿	78
泡沫性痰	24
保温	40
ポジショニング	67, 152
保湿	72
補装具	158
ボツリヌス療法	128

み

ミオグロビン尿	37
右凸側彎	67
脈拍	14

む

無月経	44
無尿	78

め

メカニカルストレス	83
メラチューブ	106

も

もぐもぐカード	171
文字ボード	190

よ

用手人工換気	139

ら

落陽現象	31

り

リザーバ付き酸素マスク	96
立位	153, 156
鱗屑	74

れ

レスパイト入院	203
レティナ	99

《制作スタッフ》
カバー・表紙デザイン　mio
本文デザイン　　　　　mio
イラスト　　　　　　　大弓千賀子

JCOPY 〈(社)出版者著作権管理機構 委託出版物〉

　本書の無断複写は著作権法上での例外を除き禁じられています。
複写される場合は，そのつど事前に，下記の許諾を得てください。
(社)出版者著作権管理機構

TEL. 03-5244-5088　FAX. 03-5244-5089　e-mail：info@jcopy.or.jp

いい顔ひろがる
医療的ケア児 ケアポケットブック

定価(本体価格2,800円+税)

2024年11月6日　　第1版第1刷発行

編　　集　　仁宮真紀, 鈴木千琴
発 行 者　　長谷川　潤
発 行 所　　株式会社 へるす出版
　　　　　　〒164-0001　東京都中野区中野2-2-3
　　　　　　Tel. 03-3384-8035(販売)　03-3384-8155(編集)
　　　　　　振替 00180-7-175971
　　　　　　http://www.herusu-shuppan.co.jp
印 刷 所　　三報社印刷株式会社

©Maki NINOMIYA, 2024, Printed in Japan　　　　　〈検印省略〉
落丁本, 乱丁本はお取り替えいたします。

ISBN 978-4-86719-104-0